養血

女人不老的秘密

萬里機構‧得利書局

陶紅亮 編著

前　言

　　在人體內，紅色的血液在血管中流淌，遍佈全身的各個角落，維持着人體的正常活動功能，擔負着輸送養料，以及攜帶垃圾，清理內環境的重要作用。血，不能稠，不能稀，不能熱，不能涼，不能過少，不能過多，否則人就會生病。

　　好的血液，輸送的是養料，是健康生活的保證。壞的血液，會導致疾病。人體器官功能正常運行，依賴於良好的血液滋養，如果人體的血液不健康，身體就會出現一系列疾病。

　　女人一生都與血有着不解之緣。血是女人真正的生命源動力，也是女人健康與美麗的根本。血充足，則面色紅潤，精神飽滿，秀髮潤滑……

　　現代女性承受着很大壓力，經常會經受頭痛、脫髮、痛經、盆腔炎等痛苦。要怎樣才能找回曾經的健康？要想身體好，先要養好氣血，氣血通暢，才能袪除百病。

　　如果女性在日常的生活中，不注重飲食習慣，生活方式不健康，就會導致血液不健康，身體健康也就無法保證。因此，堅持科學的飲食方法是非常關鍵的。除了飲食要健康之外，人體的器官保養也尤為重要。

要想血液在人體中健康流淌，保護肝脾必不可少。肝臟是人體血液的「大倉庫」，而且可以排除血液毒素。如果肝臟出現了問題，血液的質量就無法保證。建議女性禁煙限酒，不要對着手機、電腦久視，保持樂觀的心態。女人千萬不可忽視生活中的細節。

　　月經期及更年期，是女性的特殊時期，對女性的生理和心理影響極大，如何在這時期內保持氣血充足，精神飽滿，是女人保持健康美麗的必修課。

　　養血，女人不老的秘密！血液健康是保護女人美麗容顏和延緩衰老的法寶，也關係着女人一生的健康幸福。本書以女人養血為核心，針對女性養血健康的方方面面，教女人如何養血，怎樣健康飲食，以及保持美麗的保健方法等等。相信您一定能夠從中得到收穫，讓健康與美麗相伴一生。

目　錄

三　飲食養血，強身滋補

四　起居有度，養肝養血

第1章

女人不老
補氣養血..............

衰老，是女人的天敵。那為什麼女性老得快呢？

人之所以衰老，與氣血的盛衰有着密切的關係。女性的生理結構特殊，比如：每個月定時來潮的月經，以及懷孕、生產、哺乳等行為，無處不消耗氣血，所以女人血虛的情況相對較多。

而且女性易生悶氣，這樣就易使氣機不暢。氣無力行血就會導致血瘀，只有將身體中的瘀血化開，新血得生，人體臟腑功能才能正常。女人才能美麗健康。

氣血充盈，
健康又美麗

「女人以血為本，以血為用」，這是諸多先輩們總結出的精妙理論。脾胃是「氣血生化之源」，脾胃保養得好，氣血生化充足，女人的身體才能健康，女人才更有魅力。

女性氣血，比金子更珍貴

氣血對於女人的確比金子還要珍貴，為什麼會這樣說呢？由於女人有個生理特點：週期性失血。不管是月經、懷孕、生產、哺乳等，都極易耗血。因此機體就容易氣血不足，也就容易生病。而在人體各個器官的系統中，各個部位，各種機制的運行和協作，都要依靠充足的氣血。如果氣血充足，身體不但可以輕易獲得健康，也就避免了疾病的侵入。因此，女人把氣血養好，身體自然也會好起來。

如何保養好身體的氣血呢？中醫認為最重要的一條就是把脾胃養好。脾胃是我們身體裏生產氣血的「能源站」，用中醫的說法就叫「氣血，生化之源」。如果脾胃保養好了，氣血生化就充足，人的精神就足，身體就好，相反就容易生病。

金元時期中醫名家李杲先生說過：「脾胃不足，皆為血病」，「內傷脾胃，百病由生」，可謂一針見血。

脾胃好，氣血才能充足

一位母親帶着女兒找中醫師看病，女孩23歲，母親說：「這孩子為了減肥，天天節食，兩條手臂一點肌肉也看不到，好像一陣風就能把她吹跑。更要命的是，她的月經已經好久不來了。」

　　脾胃虛弱，氣血生化不足，血海空虛，無血可下，經水怎麼來呢？《黃帝內經》對此早有定論：「富人脾胃久虛，或形羸氣血俱衰，而導致經水斷絕不行」。如果不及時把脾胃養好，別說經水不會重來，連身體都會搞垮。

　　這位女孩面黃肌瘦，頭髮枯乾，舌淡苔薄，脈細弱得幾乎摸不到，有氣無力地坐在凳子上，她的血虛症狀已經非常嚴重。因為減肥，飲食不規律，毫無節制地「節省」糧食，甚至把速食、零食當做主食，久而久之，脾胃是受不了折騰的，不生病是不可能的。

補氣養血來調經

　　如果血虛經閉，就先得通過補氣養血來調經。中醫師給女孩開了一劑大藥「人參養榮湯」。這個方子一般很少用，因為平常的血虛症狀只用飲食調理就可以了，根本用不著它；但這個時候用，卻再合適不過了。人參養榮湯裏一共有12味中藥材，全都是補氣養血的高手；所以全方位補充，令全身陰生陽長，精充旺血，從而使月經恢復正常。

　　中醫師讓女孩每天按療程服藥，並隨着血虛症狀的逐漸恢復，再讓女孩的母親經常做一些補氣養血的食物。先從粥開始，加一些紅棗、花生之類的補血食品，逐漸做些富含動物蛋白的湯菜。只要合理搭配飲食並按時服藥，女孩的身體沒多久就可以痊癒。

　　一個半月後，中醫師對女孩做了一次回訪，女孩的氣色、月經、身體狀況已經好轉了。雖然女孩的月經量還是不太多，但身體離正常也為期不遠了。

人參養榮湯

出處　《宋・太平惠民和劑局方》

成分　白芍藥、當歸、陳皮、黃芪、桂心（去粗皮）、人參、白朮（煨）、甘草（炙）、熟地黃（製）、五味子、茯苓、遠志（炒，去心）

功效　適於脾肺氣虛、榮血不足、驚悸健忘、寢汗發熱、食少無味、身倦肌瘦、色枯氣短、毛髮脫落等。

清除血瘀，避免婦科病

　　如果血液中含有大量的「雜質」，可想而知，身體也不會健康到哪裏去。對於女性而言，婦科病是無法逃脫的。如果要避免婦科病的發生機率，只有讓自己的血液清澈，並時刻在身體中暢順流淌，才能保證身體健康。

　　百病之源——血瘀。很多的婦科病都是由血瘀直接引起的。《黃帝內經》講：「經脈者，所以能決死生，處百病，調虛實，不可不通。」因此，女人都應把清理血瘀當成一件自然的事，好比平日裏打掃房間，清除灰塵一樣。

血瘀是女性生病的禍根

　　人體內的血液和流水一樣，貴在運行，只有血液在脈道之中循環不休，才能讓全身都得到營養。血脈通暢充足，人就不容易生病了。這也正是中醫所説的「血脈流通，病不得生」。如果血液運行不暢，或流動滯礙，或滲出脈管之外而成離經之血，那就變成了血瘀之症。好比一潭死水，不僅對人的身體沒有什麼營養，還要面臨生病的危險。

　　對女性而言，血瘀是危險信號，因為它是許多婦科疾病的禍根。也可以毫不誇張地説，關於各種月經病、產前、產後甚至婦科中的雜症，大概有1/3是由血瘀引起的。

　　據《説文解字》中説：「瘀者，積血也」。而瘀血停積的部位往往也在人體最虛弱之處。因為本身氣血虛弱，所以很容易被寒邪侵襲而導致血瘀。

　　引起血瘀的原因雖然很多，比如：寒、熱、虛均可導致血瘀。但是，如果身體調養得氣血充足，「固若金湯」，不但沒有內虛的困擾，還能有效地抵禦外邪入侵，身體就能最大限度地提高去除血瘀的機會，女性患婦科病的概率也能大大的減少。

判斷是否血瘀

　　磕碰後身上會有瘀青；記憶力變差，健忘；刷牙時牙齦經常出血；身體某一部位有刺痛感或腫塊；舌質青紫；月經時有血塊就説明體內有瘀血。

體內血瘀危害

　　女性血瘀的較多，這與性格因素有關，有的女人心思細膩，有什麼事情也不願意説出來，喜歡一個人生悶氣。

　　中醫認為：「七情內起之鬱，始而傷氣，繼必及血，終乃成勞」。也就是説，憂鬱會傷害到氣，氣為血帥，氣對血起的是推動作用，氣推動無力，必然會導致血流緩慢。

　　另外，瘀血還會導致臉上長斑，有些女性本來皮膚很細膩，也很光滑，但是，漸漸的臉上開始長出了斑點，色素沉着越來越多，其實這也是血瘀引起的。

　　如果血瘀到了一定的程度，卻化不掉，就會長腫瘤。腫瘤在中醫屬於「癥瘕積聚」範疇。「積聚」是腹內積塊，或脹或痛。「積」好像身體內的垃圾在體內形成的一個「土堆」，它是有形的，有固定的位置，不會隨意移動；而「聚」好比流沙，沒有固定的位置，一按就會遊移。後代醫學家在「積聚」的基礎上提出「癥瘕」的概念，通常認為，「癥」與「積」同，「瘕」與「聚」同。可見，腫瘤也是氣血的一種瘀積。若氣血暢通，是不會出現這些病症的。西醫治療腫瘤一般是一切了之，但中醫不會，通常會用一些活血化瘀的藥，把瘀滯的氣血疏通開來。

瘀血

　　為了更好地瞭解瘀血，可以將它與水做個比較。乾淨、健康的水，顏色是清澈透明的，並不摻雜不須要物質，不僅富含利於健康的礦物質，還無味。相反，「病態」的水是什麼樣的呢？渾濁的水、黃泥水、銹水、摻雜沙子的水、長有苔蘚的水、氯消毒過度的水、摻雜畜產廢物、污染物質、化學物質的水等等，都是污水。而病態的水就相當於人體的瘀血。

　　對於人而言，不喝水是無法生存的。如果喝了不健康的或被污染的水，就很容易生病。因為髒東西會伴隨水流到身體的各處，會污染每一個器官。人體中的瘀血也是同樣的道理。病態的瘀血在體內循環，或因血塊過大無法流動而卡在某個地方，就會引起疾病。因此，瘀血越多病情越嚴重。

化瘀方法

　　對於血瘀，應該用一些化瘀的藥，比如：山楂、桃仁、紅花等。

蜜餞山楂

出處　《醫鈔類編》

材料　山楂1千克，蜂蜜1千克

做法　將生山楂洗乾淨，去掉果核、蒂，放在鋁鍋中，加適量的水煎煮。等到七成熟爛，鍋中水將耗盡時，再加入蜂蜜，改用小火煎。等到山楂完全熟透之後即可。

用法　每次1小匙，飯前服用可增進食慾；飯後服用可消食化積；大量使用可治瀉痢。

功效　有活血化瘀的功效。

備註　化瘀要適量用，如果用的過多會傷及氣血。

生化湯加減方

　　一位由血瘀引起產後發熱的產婦，平時身體就很瘦弱，剛剛順產生了一個女孩，一連十天，她都覺得腹痛，並越來越痛，一按疼得受不了。有時會感覺身體冷一陣熱一陣，寒熱交錯。而且還有惡露。

　　醫師查體後，發現她脈弦澀，舌紫暗，有瘀點，是血瘀的現象，再查問產後護理情況，瞭解到她有一天晚上受涼了，所以判斷她的症狀是產後氣血與寒邪相搏，寒凝血瘀所導致的。

　　於是，中醫師開了「生化湯加減方」，幫助她活血化瘀，清熱和營，驅除瘀熱症狀。「生化湯」是有名的藥方，它能化瘀生新、溫經止痛，最擅長治療產後血瘀的腹痛。考慮到產婦的病症有些嚴重，又加了丹參、牡丹皮、益母草，用來加強化瘀清熱的效果。連服了幾劑之後，產婦發熱的症狀就逐漸消失了。

生化湯加減方

出處	《傅青主女科‧產後偏上卷》
成分	全當歸、川芎、桃仁（去皮尖）、乾薑、甘草（炙）
功效	化瘀生新，溫經止痛。適於產後瘀血腹痛。主治惡露不行，小腹冷痛。
加減	若腹痛不甚者，可減去桃仁；若瘀塊留滯，腹痛甚者，可加蒲黃，五靈脂、延胡索以祛瘀止痛；若小腹冷痛甚者，可加肉桂以溫經散寒。

　　一般通過調理飲食、增加體內的氣血，就能很好地阻止血瘀的發生。如果再配合一些體育鍛煉就會更好了，比如：散步、旅遊等，在活動中能使氣血充分運行，讓血重新「活」起來。所以平時要多觀察身體的變化，學會關心和體貼自己，飲食要合理搭配。

養好肝脾，
遠離病痛

人體的肝臟能保證血液健康，也是貯藏血液的「大倉庫」。若肝出現了問題，則血液的質量無法保證。也就是說，要想身體健康，要想血液健康，首要任務就是要養好肝。

身為女人，婦科病是不可避免的。而且，有些婦科病很難纏，往往反覆發作，難以根治。那如何才能使女人少生病，甚至不生病呢？

女人呵護好身體其實不難，有時候甚至很容易就做到。只要保護好肝和脾，就能消解許多疾病的困擾。因此，把肝和脾的功能調動起來，就可以幫助女人健康長壽，也會讓女人遠離婦科疾病的困擾。

固護先天，養好肝臟

扶正先天，培補後天，是中醫的一大治則，更是女人健康長壽的真諦。

先從固護女人的先天來說，就是要養好肝臟。經驗豐富的醫生知道，治療婦科病時要從肝臟辨證，是以肝臟為首位的。比如：最為常見的月經失調，就多為肝病見症。

其中的奧秘就在於「肝為藏血之臟」，肝臟就好像是人體的「血庫」，人體各部化生止血，除了對週身供給營養之外，大部分都要貯藏於肝臟，另一部分下注沖脈（血海），產生月經。可見，一個女人在月經初潮期、絕經期和平時月經量的多少，除了與腎氣的盛衰有關外，與肝血的盈虧關係最大。

肝臟也是個不錯的「外交官」，「人脈」相當廣泛，不但與脾、腎相連，還與沖任二脈、子宮、乳房這些「重要部門」關係密切，影響非常大！因此，許多中醫前輩把肝臟看作「女子的先天」，肝血充盈，女人就能少生病。

養肝的最佳時間

科學的生活方式不可忽視，女性每天晚上23點前要上床睡覺。這樣既能排出體內的毒素，還能讓自己變的自然美。

人體的肝臟很勤勞，常常默默地工作，除了正常的運行外，也經常會自動加班，直到鞠躬盡瘁為止。當人們發現肝臟有異常病變時，肝臟已經到了較為嚴重的地步了。

那麼，要想讓肝臟持久工作，就應該愛護肝臟，注意適當休息，不要過度操勞，注意保持身體的動靜結合、勞逸結合，不要隨意讓肝臟經常熬夜，要保持良好的飲食習慣，保持心情舒暢、樂觀、豁達。

當人躺下了，各個臟腑的血液都會經過肝，而肝在23:00~03:00是最興盛的，中醫認為：23:00~03:00，血液流經肝、膽的經絡，此時人已經進入熟睡狀態，可以讓肝得到較好的休息，從而讓肝臟更好地進行解毒。而03:00~07:00之間，正是肝血運行最盛的時期，這個時候進行肝臟保養的話，可以有利於肝臟排出體內的毒素，淨化血液的功能也會得到較好的發揮。所以，這個時候，一定要躺下來入睡，否則肝血不足，血液就不能完全解毒。

有些女性經常熬夜，就會出現便秘、眩暈、眼睛乾澀、月經量少的毛病，這些都是肝血問題引起的。因此，睡眠其實就是養肝的第一補藥。

不同的時間段有不同的養肝法，遵循時間及臟器的運行規律，能夠讓保肝的效果更好。依據四季的不同，通常主張寅卯時養肝比較好，也就是03:00~07:00。

如果因為某種特殊情況非得熬夜，建議每熬夜1小時，做1次眼保健操。因為「感肝開竅於目」，眼睛過度疲勞會影響到肝。

保護肝臟養生法

樂觀

樂觀的心態有益肝氣暢行。肝喜疏惡鬱，若生氣發怒的話就會導致肝臟氣血瘀滯不暢，從而引起疾病的侵入。因此，若想要保持肝臟的強健，就要學會控制怒火，要盡力做到心平氣和、無憂無慮、樂觀開朗，從而讓肝氣正常生發、順調。如果遇到非常生氣的事，先要保持冷靜，深呼吸10次，再説話。

多喝水

多喝水既排毒，也能養護肝臟。人體很多毒素是通過水分排出的同時一起排出體內。所以説，多喝水不但可以補充體液，增強血液循環，還可促進身體的新陳代謝，促進腺體，特別是消化腺和胰腺液、膽汁的分泌，以利消化、吸收和廢物的排除，減少代謝產物和毒素對肝臟的損害。

均衡飲食

飲食對肝臟的健康也有很大的影響，除了不要暴飲暴食或經常饑餓外，還應該注意食物的均衡搭配，饑飽不均的飲食習慣，會引起消化液分泌異常，從而導致肝臟功能的失調。因此，均衡飲食也是非常關鍵的一個環節。

按摩

用手按摩耳輪，雙手握成空拳，以食、拇指沿耳輪上下來回摩擦數十次，使其充血發熱，這種方法也具有保肝的作用；也可以用拇指或食指端部按壓雙側足三里穴，指端附着皮膚不動，由輕漸重，連續均勻地用力按壓，這種方法能疏肝理氣，通經止痛，強身定神；還可以下肢膝關節屈曲外展，拇指伸直，其餘四指緊握踝部助力，拇指指腹於內踝上2寸之「肝炎穴」處進行圓形揉動，這種方法能疏通經絡，補虛瀉實，行氣止痛。

脾胃要想好，選飲食版「紅與黑」

女性身體的「後天之本」，就是脾胃。如果脾胃好，飲食就能轉成營養，不但能保證生長發育的需要，就連平時的月經、懷孕生產也都能保證正常，這主要是靠脾對血的充攝作用，讓血各歸其經，各司其職。由此看來，脾胃好，不僅是強身健體的手段，還是預防婦科疾病的關鍵因素。

想要脾胃好，一定要堅持規律飲食。在這裏，中醫師向大家推薦兩款粥：一種是紅色的血糯粥，一種是黑色的黑米粥，醫師戲稱之為「飲食版的紅與黑」。

脾血虛及胃寒怕冷的人都很適合食用這兩種粥。女性經常食用這兩種粥，還可以美容，會讓皮膚變得光澤又細膩。肝臟和脾臟看來對女性是如此的重要，就好比是女性健康的「守護神」，有了它們的保護，就能為女人的健康增加一定程度的保險。

血糯粥

材料　血糯米、糯米、花生、桂圓、冰糖各適量

做法　1. 血糯米、糯米洗淨，泡4小時（泡好的水直接燒）。

2. 花生泡30分鐘至1小時。

3. 大火燒開，小火熬到起稠。

4. 粥剛起稠，即下桂圓。

5. 冰糖熬化調味。

6. 所有材料一起用小火熬成喜歡稠度的粥即可。

黑米粥

材料　黑米、紅糖各適量

做法　1. 黑米淘洗乾淨，在冷水裏浸泡3小時，撈起，瀝乾水分。

2. 鍋中加入約1500毫升冷水，將黑米放入，先用旺火燒沸，再改用小火熬煮1小時。

3. 待粥濃稠時，放入紅糖調味，再稍煮片刻，即可盛起食用。

避開寒熱濕邪，
身體達到和諧

中醫認為：「六淫之邪」分別是風、寒、暑、濕、燥、熱（火）。這些都能導致女性婦科疾病的發生。因為女性以血為主，寒了就會血凝不通，熱了就會血液妄行，濕了就會黏滯穢濁，經常會生病。只有保持這些平衡，女人的身體才能健康。

對於女性而言，要想達到這種平衡，就得避開寒、熱、濕邪的侵入。為什麼這樣說呢？「六邪」當中寒、熱、濕邪對女性的身體危害最大，最容易導致婦科疾病。

寒邪

《黃帝內經》說：「身寒如從水中出」，意思是身體像剛從水中出來時一樣冷。有些女性本身氣血就虛弱，血液循環不暢，這個時候如果穿得過少，寒氣便會趁虛而入。因此，為了健康，請把胳膊和腿藏在溫暖的衣服裏面。

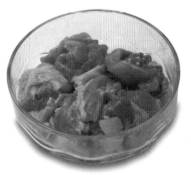

雞肉

有些女性怕發胖而吃得很少。其實可以吃一些既能補氣血又不會肥胖的食物，比如：羊肉、雞肉、蝦類、紅棗、百合、蓮藕等，它們不僅可以養血還可以滋陰，也是溫補脾胃，預防寒邪的內在良藥。

寒邪

　　寒者，冷也。寒性凝滯，主收引，易與血相搏結，使血脈運行不暢，令筋脈拘攣收縮，屈伸不利。如果正好處於經期或產後，也是身體氣血最虛的時候，很容易損傷沖任二脈，從而引起痛經、月經不調，閉經、產後身痛等婦科疾病。因此要想不受寒邪侵擾，女性要在「避寒」二字上下功夫。

熱邪

　　中醫稱「熱邪」為「火邪」，説的多是外感溫熱病邪。現在人愛「上火」，其實這個「火」也多是身體內部產生的，也是最主要的熱邪。女性身體中的火熱，會使血脈沸騰，血流加快，甚至損傷血絡，迫血妄行，最終耗損人體津血。

如果心火旺，可以喝蓮子湯，能養血安神；如果脾胃有火，可以喝綠豆粥；如果肝火太盛，可喝夏枯草茶，或者白菊花茶，能清肝火、散鬱結，還可幫您改掉性急浮躁的毛病。

　　大多數婦科的血症往往都是這個「火」引起的。《黃帝內經・素問・調經論》中説：「陰虛生內熱。」也就是説身體弱、臟腑差的人越容易生內熱，因為這些人的機體都是陽氣不足，氣血失調。

　　上火了怎麼辦？當然是降火，特別是要降臟腑之火，讓臟腑氣血充足、調和，進而補養全身陽氣，這樣的話，才能達到治本的目的。

濕邪

　　如果女性內濕嚴重，尋根究底，其實大多數毛病在脾上——「脾主濕」。人體中的脾是運化水濕的，脾胃虛弱，無力運化水濕，逐漸地就會堆積起

來，聚液成痰，就會變成痰濕，這個時候就會阻滯沖任二脈，導致氣血瘀滯，運行不暢，此時很多婦科病就會出現，比如：月經不調、閉經、不孕不育症等。那麼，女性如何應對脾虛濕重的病症呢？

一般採用溫補脾胃法。脾胃強健，氣血就充足，就可以把濕邪排出體外。

> 建議女性要經常多吃水果、胡蘿蔔、豬肚、淮山藥等，這些食物都具有溫補脾胃的效果。另外，還有些食物有祛濕的作用，比如：赤小豆、萵筍、冬瓜等，也要經常吃。

小心空調寒濕之邪

炎熱的夏天，一位女孩逛商場時對着冷氣把自己身上的汗吹乾了，當時，感覺很舒服，但是回家後發現身體不適，手開始變得僵硬了。

醫師給女孩把脈，發現她的脈象細弱，身體有血虛的徵象。由於女孩出汗後又被冷氣吹乾了，寒濕之邪早已乘機侵入體內，阻滯了經絡。如果血脈阻塞，就會使關節凝滯，氣血就會運行不暢，從而引發了類風濕性關節炎。幸運的是，女孩的病情還算較輕，及時治療，對身體的危害還算不大。

中醫師讓女孩每天水煎女貞子飲，女孩服用了10天左右，病徹底好了。

水煎女貞子

材料　女貞子30克

做法　水煎。

用法　每天分為兩次服用，連續服用10天。

功效　治療輕症類風濕性關節炎療效很顯著。

方解　女貞子能補肝腎，滋陰血，清虛熱。現代研究發現，它對治療類風濕病很有效，可以使類風濕因子由陰轉陽。

血平衡被破壞，
健康沒保障

　　健康人的血液是呈弱鹼性的，大概pH值是7.35到7.45之間。據一項調查發現，生活水準較高的大城市裏，有80%以上的人體液pH值經常處於較低的一端，呈現不健康的酸性體質。

　　如果人的體液偏酸性的話，細胞功能就會變弱，人體的新陳代謝就會減慢，廢物就不易排出，腎臟、肝臟的負擔就會加大。

　　由此可見酸性體質者常會感到身體疲乏、記憶力減退、腰酸腿痛、四肢無力、睡眠不實、頭昏、耳鳴、腹瀉、失眠、便秘等，可是到醫院卻檢查不出什麼毛病，如果此時不注意改善，繼續發展就會形成疾病。

體內平衡被破壞後果嚴重

　　有一位女性不到30歲就患上了痛風。痛風就是血裏尿酸多了，或是生成得多，或是該排出去的沒排出去。人體應該是一個相對穩定的弱鹼性環境。酸鹼平衡被破壞，血液就出問題，這也是人體百病之源。比如癌症患者，SARS病人都被發現體內呈酸性狀態。

　　當酸性物質在體內越積越多的時候，就會量變引起質變，引發疾病。

　　酸性物質與鈣鎂等鹼性礦物質結合可以導致骨質疏鬆。酸性物質堆積在關節和器官內可能會引發炎症，比如動脈硬化、腎結石、關節炎、痛風等。酸性產物堆積會堵塞毛細血管，可能會導致腎炎以及各種癌症。

　　胃酸分泌過多，會產生潰瘍；腸道酸性物質過多，會引起便秘、慢性

腹瀉等。

　　有以上問題的女性應該避免吃一些強酸性食物，比如蛋黃、甜點、白糖、金槍魚（吞拿魚）、比目魚等。有的人為了防止高膽固醇，不吃豬、牛、羊肉，只吃海鮮。但海鮮多屬於酸性食物，吃多了也不好。

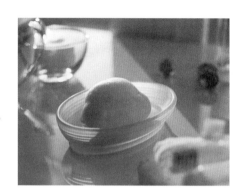

酸鹼食物怎麼分

　　什麼食物是鹼性的，什麼是酸性的？

　　蛋糖活物不要碰，葡萄柿子柑橘焦。

　　喝酒就喝葡萄酒，飲料最好茶葉泡。

　　酸性食物有蛋類、甜食、海鮮、雞肉、豬肉等。

　　鹼性食物有水果、蔬菜、茶葉等。

　　細心的女性或許會提出，如果支持鹼性食物，豈不很容易缺乏蛋白質？國外一位營養學家提出了1：4的觀點，酸性和鹼性食物的比例如果為1：4的話，是最健康、最合理的飲食。比如：做五個菜，有一個是肉類，其他做素菜就好。

造成身體酸性的原因

　　運動不足，在陽光下做運動出汗，可以幫助排出體內多餘的酸性物質，但現代人以車代步愈來愈多，運動量大大減少，長期下去便會導致酸性代謝物長期滯留在體內，從而導致體質酸性化。

　　過重的心理負擔，隨着生活節奏加快，人們在日常生活、工作和感情

上承擔着不同的壓力。當這種壓力得不到釋放的時候，便會對身體造成影響，因而導致體質的酸性化。

不良嗜好，煙、酒等都是典型的酸性食品，毫無節制的抽煙飲酒等，很容易導致人體的酸性化。另，蒲夜店、打麻將等無規律的生活，都會加重體質酸化。

環境嚴重污染，因為空氣、飲用水，農作物，家禽魚蛋等造成嚴重污染，人們攝入這些含有有害元素的空氣、飲水、食物後，其中的酸性物質會滯留在體內，造成體質酸性化。

自主「減酸」，走向健康

如果想擁有健康的體質，適度的運動和良好的飲食是不可缺少的。因此，要多做有氧運動，保持良好的生活習慣和樂觀、開朗、積極的心態。

最有效的方法還是從改善飲食習慣入手。簡單而言，就是通過多吃鹼性食物、少吃酸性食物直接糾正酸性內環境。

海帶被譽為「鹼性食物之王」，多吃海帶能很好地糾正酸性體質。當有些女性平時感到勞累、疲乏、渾身酸痛的時候，不妨吃些海帶。

此外，喝茶也能解乏，除了茶葉中的興奮成分之外，茶鹼可中和體內酸性物質，同時也能起到緩解疲勞的作用。

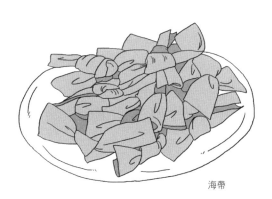

海帶

補血過度，
雪上加霜

　　有一些女性會覺得自己「血虛」，於是，就購買一些阿膠、四物湯、固元膏等進補。如果不瞭解自身的身體狀況，這樣補反而會自找麻煩。

　　如果營養補充過盛，身體也會出現一系列不健康的問題，如果營養補充欠缺，也會出現不健康的信號。因此，營養補充要講究適度。

補血不能盲目

　　一些女性為了挽留自己的青春，開始了補血。有的人取得了效果，有些人非但無效，還出現了上火的症狀。當遇到這樣的情況，要及時停止補血，因為體內的氣血不是「虛」了，而是「堵」了。

　　氣血病最常見的是氣血不足和氣血不暢。前者中醫有個專門的術語，叫「氣血兩虛」；後者則指的是「氣滯血瘀」。

　　兩者有什麼區別呢？打個比方，前者好比糧食庫存不夠，快沒吃的了；後者是說倉庫中有糧食，卻由於某種原因運不出來。那麼，對於前者自然要提供補給，而後者則是幫助把倉庫裏的運出來，再加以利用。

　　因此，女性不要盲目補血，先弄清情況，辨證施治方有良效。

補血，要根據身體實際情況

　　一位患子宮肌瘤的中年婦女，本來腫瘤控制得較好，只有蠶豆大小，對身體也沒有什麼大礙。後來她聽說固元膏大補氣血，於是就每天吃，吃

了2個月後，結果不但身體沒有好轉，子宮肌瘤卻不斷變大，長到了拳頭大小，她只好去醫院做了切除手術。

　　所以，補血要根據自己的身體實際情況而定，千萬不可亂補。

　　子宮肌瘤屬於中醫「癥瘕積聚」範疇，主要是因為臟腑功能失調、氣滯血瘀形成的。

　　再來看看固元膏的組成，它的主要成分是阿膠。在大多數女性眼中，阿膠是補血的，其實它止血的功能比補血的要強。阿膠是用驢皮熬製而成的。由於它能止血，血流不出去，也就成了補。由此可見，它是「曲線補血」的。如果有些女性平時有崩漏、大出血等疾病時，用阿膠效果很好。如果體內氣血本就是瘀滯，此時，再用大量阿膠，只能越「堵」越結實，讓本來就血瘀的現象，更是「雪上加霜」，因而腫瘤自然就會變大。

　　還有一些瘀血性痛經的女性，平時經血中經常有血塊，如果用了阿膠只會使經血中的血塊越來越多，痛經加劇，腹部發脹，甚至會出現流鼻血、口舌乾燥等上火症狀。現代人不明白阿膠的利弊，將它奉為補血「聖藥」，吃出病來的比比皆是。

阿膠、四物湯補血宜忌

　　阿膠該怎麼食用呢？因為阿膠屬於滋膩之品，也不容易消化，因此只有那些胃口特別好的人才能吃。對於整天沒有食慾，稍食就會腹脹身熱，是消受不起這樣的滋膩之物的。另外，在服用阿膠時，最好配合一些活血化瘀的藥物，比如：川芎、當歸等。如名方「溫經湯」就是用吳茱萸、桂枝來溫經散

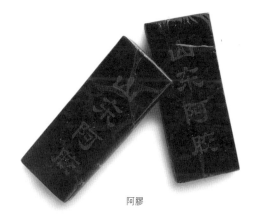

阿膠

寒，用當歸、川芎、牡丹皮等祛瘀通經，用阿膠來補血止血。

四物湯也是深受女性追捧的養生方劑，先看四物湯的組成，它之所以叫「四物」是因為它含有四味藥材：當歸、川芎、熟地黃和白芍。千萬不要小看這些藥材，這裏可是大有講究的。熟地黃能補血，當歸能和血，白芍能斂血，川芎則能行血，它兼具了中醫「生、長、收、藏」的規律。

再從歸經上來看，當歸引血歸肝經，川芎引血歸肺經，白芍引血歸脾經，熟地黃引血歸腎經。這樣一來，心生血，肝納血，脾統血，肺行血，腎藏血，補、通、攝的功效全有。

四物湯比單獨服用阿膠功效要好的多，因為它不但做到了補血，還做到了通血和行血，因此，四物湯是補血、養血的經典方劑。

雖然四物湯具有補血功效，但四物湯也不是萬能的，它的藥效較緩慢，因為它是「草木無情」之物，只能養五臟之陰，五臟和，則氣血生成。由此可見，它也是取間接補血的效果。它只能「補有形之血於平時，不能生無形之血於倉卒」，換句話說平時有血虛症狀，但虛的又不是很嚴重，可以用四物湯來慢慢補。

如果是遇到了血暈、血崩這種大出血病狀，是需要在短時間內大量補血，如果用四物湯是不行的，因為它的藥效慢，它還具有活血功效，如果這個時候用它既補不了血，相反還會脫血。因此，這時就可以嘗試阿膠，因為阿膠可以止血，它還屬於「血肉有情之物」，與人體同氣相求，用它補血能立竿見影。

沖任一開，
健康相隨

經絡養生是現代女性追求健康身體、美麗容顏和幸福生活的「快車道」，可以由內而外、觸及根本使女性真正擁有健康美麗。

中醫學認為：沖脈為血海，任脈主胞胎；氣血不足，胞脈受損，必然會導致各種婦科疾病的叢生。其實婦科疾病的病機主要是沖任損傷。不管是感受寒熱濕邪，還是生活所傷，內傷七情，或是體質因素導致臟腑功能失常、氣血失調，最終都會引起沖任的損傷，導致婦科疾病的發生。因此，沖任不但是女性的生理特點，還是病變的總因。

調補沖任二脈，是最應該修煉的「內功」

人體的穴位數不勝數，整體看，維持女性健康，不是某幾個穴位能單獨完成的。

沖任二脈屬奇經八脈，古人說：「沖為血海，任主胞胎，二者相資，故能有子。」也就是說女人的生育之本就是在於沖任，只有沖任充盛了，才能順利生孩子。

婦科病最重要的發病因素，就是沖任損傷。

有位患者還不到30歲，卻已經流產了3次，當發現懷孕了，家人就急着讓她吃一些保胎藥，但她還是「習慣性流產」。

中醫師瞭解到她的月經狀況：週期很準，經量較少，還會伴有痛經、腰痛的症狀。結婚之前曾經調理過，但始終沒有效果，婚後也就不再吃藥

了。醫師也發現她很瘦，面白無光，舌淡苔白，脈沉弱。自訴：「平時還會出虛汗，頭暈耳鳴，腰膝酸軟，並且伴有心慌、失眠症狀」。

醫師診斷這是由於沖任虛損，從而導致脾腎兩虛，氣血不足而引發的「習慣性流產」典型病例，在治療過程中需要調補沖任二脈，讓氣血充足，胎有所養，即可治癒。

調補沖任二脈是女人最應該修煉的「內功」，只要沖任不受損傷，女人的健康就會到來。

數據顯示：由於沖任損傷，從而導致婦科病的病例非常的多，最常見的是虛證。比如：上述習慣性流產病例，結婚前總是受痛經的困擾，根本原因就是脾胃虛弱，從而造成沖任損傷，瘀血內阻，經血運行不暢。因此，要想避免沖任損傷，補虛是非常重要的，只要身體不虛，疾病就無法侵入。

治沖任之法，全在養血

女人以血為本，補虛其實就是養血。清代醫學家徐靈胎説：「治沖任之法，全在養血，故古人立方，無不以血藥為主。」由此可見，古人就已經很重視以養血補虛來調補沖任二脈了。

所以，中醫師在給她開了滋陰藥的同時，還告訴她在服藥治療的同時，可以多吃一些補脾養肝的食物，比如：紅棗、赤小豆、烏雞、紅糖、芝麻等。

此外，中醫師還把血糯粥和黑米粥的做法介紹給她，讓她經常自己做着吃。

過了兩個月回訪，患者的身體一天比一天好，痛經的毛病也沒有了，正打算懷孕呢！

關元、氣海，
常灸不生病

中醫看來，關元、氣海兩個穴位就好比人體的「氣血開關」，如果找到了這個「開關」，氣血的「電流」就會通遍全身，氣血充盈。女性怕冷，手腳冰涼，其實是一種「閉症」，所謂的「閉」就是不通，大多數情況可能是身體受到天氣轉涼等因素影響，導致肝脈受寒，從而影響肝的造血功能，導致腎陽不足，肢體冰涼，手腳發紅或者發白，有時還會疼痛。

手腳冰涼、腰痛，根本原因是氣血不通

手足在身體的最遠端，經脈在這些地方會變得很細，並且它們離主血的心臟又遠。所以假如把心臟看成「血液之河」的發源地，那麼腹部、胳膊和腿上的粗的經脈，離心臟比較近的地方，陽氣就足，血就比較多；像手和腳那些離心臟較遠，其經脈又細的地方，血就較少，就容易出現手腳冰涼。

如果腰痛，最先想到的必然是腎的問題。中醫典籍記載「腰者腎之府」，這句話的意思就是說腰是腎臟的家，反過來的話，腎臟就是腰的主人，古話說「腎氣一虛，腰必痛矣」。

無論是腰痛，還是手腳冰涼，歸根到底就是氣血不通。中醫學理論認為，通過艾灸能夠促進血液循環，排出體內寒氣，可改善手腳冰涼的情況。

艾灸療法

　　艾灸療法能健身、防病、治病，在中國已有數千年歷史，早在春秋戰國時期，人們已經開始廣泛使用艾灸法，比如《莊子》中有「越人熏之以艾」;《孟子》中也有「七年之病求三年之艾」的記載。

　　艾灸起初主要是用於治療寒症的，特別是針對氣海穴和關元穴的艾灸，能夠達到溫運氣血、溫經通陽的效果。氣行則血行，血行則瘀散，通過化瘀通絡會給身體帶來溫暖，祛除寒涼。

關元、氣海穴位的施灸法

　　據《扁鵲心書》中說:「人於無病時，常灸關元、氣海、命門、中脘，雖不得長生，但可得百年壽。」在施灸的時候，可以將灸條對準氣海穴，關元穴進行「懸灸」，也就是離開皮膚1~2釐米，使皮膚潮紅並感覺有溫熱即可。也可以進行「隔薑灸」，就是在穴位上放一片薄薄的生薑片，再將點著的艾絨放在上面灸。每穴灸療5~10分鐘，具有很顯著的溫陽散寒、舒筋活血和祛濕的作用。可以調整和提高人體免疫功能，並能增強人體的抗病能力。

　　有些女性艾灸了這兩個穴位後，神清氣爽，容光煥發，全身特別是小腹部十分舒暢。醫師建議也可以每天用手掌以順時針方向按揉氣海穴、關元穴50次，長期堅持下去，效果很顯著。但是，見效最快還是艾灸。

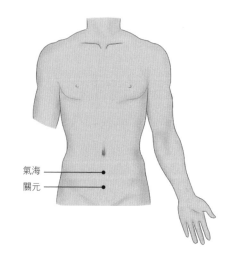

氣海
關元

氣海穴

氣海穴，氣，氣態物也；海，大也，意思是指任脈水氣在此，有「氣海一穴暖全身」之譽稱，是說氣海穴有溫陽、強壯全身的作用。中醫學認為，此處是人體的中央，是生氣之源，人身真氣由此而生；所以對於陽氣不足，生氣乏源所導致的虛寒性疾患，人體的氣海穴往往具有溫陽益氣、扶正固本、培元補虛的功效。在臨床上，對於先天不足，後天失養，體質虛弱的患者，臨床中常常會採用艾灸氣海穴的治療方法。把手指並攏放在肚臍下方，大約兩指處是氣海穴。

關元穴

關元穴，是古代人所謂的丹田。也是人體的元氣開關，它是人體中最重要的穴位之一。據《難經集註》中記載：「丹田者，人之根元也，精神之所藏，五氣之根元，太子之府也。」古代人認為，它是男子藏精、女子藏血的地方，能夠培補元氣、腎氣，並且治病的範圍很廣泛。關元穴可以長期施灸，借助活力，可以溫通經絡、行氣活血、調氣回陽、培腎固本、補虛益損、壯一身之元氣，故為保健要穴。把手指並攏放在肚臍下方，大約三指處就是關元穴。

常按足三里，
健康永相伴

　　女人養顏的第一大「保鏢」，就是足三里。因為足三里屬胃經，是治療脾胃疾病的常見穴位。脾胃是後天之本，吃到肚子裏的水和食物，都要經過脾胃運化出營養，然後供應全身。

足三里是人體的「保鏢」

　　人體好比是一幢摩天大廈，脾胃是大廈的根基，脾胃好，人的健康才能根基永固；而足三里就是脾胃的貼身「保鏢」。

　　脾胃在身體的作用，就像是食品加工廠，食品加工廠如果不正常，身體就會忍饑挨餓，進而容顏憔悴、面色無華。如果女性的脾胃功能不好就會出現一系列的病症，比如：心血管、泌尿系統疾病，婦科疾病等。因此，凡是由於脾胃功能不足引起的健康問題，都可以用足二里來保健和治療。

　　早在《黃帝內經》、《靈樞經》等中醫著作中就有足三里的記載，最近相關中醫藥專家研究顯示，刺激足三里具有抗疲勞、增加血紅蛋白等功效。用西醫的方法做科研，用量化的方法證明了它的效果。

　　足三里是胃經的穴位，不但具有保健功效，還可以治療嘔吐、腹瀉、便秘、虛勞、消化不良、體弱多病等，這些病症都可以通過針灸、按揉足三里的方法來治療。有些人吃東西肚子會發脹，還伴有胃痛，也可以通過按揉足三里，來緩解胃痛症狀，並能增加胃腸消化的動力。

　　平時可以自我按摩，每天揉按足三里1~2次，但是一定要有刺激量，每次大約5分鐘，可以增加人體的免疫力，調理脾胃，補中益氣，通常建議在早上或晚上，用大拇指按摩即可。

足三里

　　足三里在哪裏呢？你可以坐着找它，先正坐，膝部成直角，用自己的手掌按在與手掌同側的膝蓋上，虎口圍住膝蓋上緣，除大拇指外其餘四指朝下，四指按住膝蓋下的脛骨，中指尖處就是足三里。

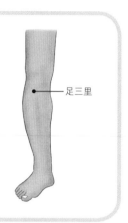

足三里

常按足三里，勝吃老母雞

　　俗話説「常按足三里，勝吃老母雞」，大多數人知其然而不知其所以然，人們在不斷與疾病作鬥爭的過程中，發現按摩足三里，具有和吃雞肉類似作用。足三里是人體的保健要穴，同樣可以用於補益腎精、補益脾胃、補血養陰。傳統中醫認為，雞肉能補益腎精，補益脾胃、補血養陰，可以用於食慾不振、面色萎黃或者產後體虛、頭暈等，特別是老母雞的補益作用更高，具有很高的營養價值。對病久體虛的女性非常適宜。

老母雞湯

材料　母雞500克，桑寄生30克，棗（乾）20克，玉竹30克，薑5克，鹽5克

做法　將老母雞活宰，去毛、腸臟、肥油，洗淨。取半隻斬塊，並起油鍋，用薑爆香備用。桑寄生除去雜質，洗淨；玉竹、紅棗洗淨去核。將全部的用料一起放入鍋內，加入適量清水，武火沸後，文火煮3小時，調味即可。

第 2 章
養足氣血
祛除疾病..............

現代女性承受着很大的壓力，脫髮、高血壓、婦科

疾病……她們的身體怎麼啦？怎樣才能找回曾經的健康

和激情？最好的辦法就是補氣養血，才能祛除各種疾病。

血是
「生命之河」

血液與疾病之間有着直接的關係。血好，身體就好。

血能輸送養料，可養料是從哪裏來的呢？血的來源有兩方面。一是從「水穀精微」轉化而來。就是食物通過脾胃的運化功能，轉化為「精微」，即營養物質；另一方面，營養物質來自藏於腎的「精」。

可見，血在一定的程度上可以說是食物變來的，所以飲食對血液而言尤其重要。另外，脾胃心肺腎肝在生產血的過程中，它們都扮演了自己的角色。反過來，血液又滋養着這些臟器。因此，好的血液會帶來豐富的營養，使臟器強壯，產生更好的血液。那麼，壞的血液帶來的垃圾會導致臟器生病，無法產生好的血液，進而給身體帶來疾病。

血液被污染導致疾病

一旦血液被污染就會產生各種疾病；反之，如果身體出現了某種疾病，也說明和血液有一定的關係。血液污染和疾病就好比是一枚硬幣的正反面。那麼，血是如何導致疾病的呢？

「血循行脈中，內至臟腑，外達皮肉筋骨」。就是說血好比河流，奔騰在身體內部，並與人體五臟六腑各個器官都有聯繫。大到心肝脾肺腎，小到一寸皮膚一根毛髮；可見，血與人體健康息息相關。

如癌症，為什麼會擴散？因為癌細胞隨着血液、淋巴液等在人體內週遊，然後找到適合癌細胞生長的新天地，生根發芽。血液不乾淨的時候，它就是疾病的溫床，會把不好的物質帶到各處。

　　《難經·二十二難》中將血的作用概括為「血主濡之」。也就是說人體全身各部位無一處不是在血的濡養作用下發揮功能。比如：眼能視，耳能聽，喉能發音，手能提物等都是在血的濡養作用下完成的。倘若血液失去了濡養功能，人體的這些動作都無法完成。

　　得出的結論是：血不是條簡單的河，它可以輸送養料給它所到之處，是條「生命之河」。如果血液的質量差，就變成了條「垃圾河」，把垃圾帶給身體各個臟器，危及人的生命。

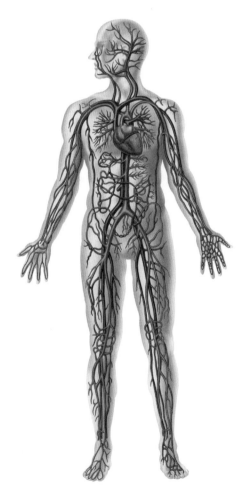

人體血液循環圖

蕁麻疹，
血虛、血燥引發

　　人體內非常重要的一個系統就是血液循環系統，它掌管著人體各種重要物質的運輸。如果人體一旦患上血液疾病，就會引發其他的伴隨疾病，比如：長期患有血液疾病可能導致蕁麻疹發病。

　　從中醫的角度能更好解釋血液疾病引發蕁麻疹，主要原因是人體的營血虧虛造成病人的血虛、血燥的病症，然而這些病症表現在皮膚表面，比如：皮膚乾燥、皸裂，久而久之就會增加皮膚的敏感性，引發蕁麻疹的發病。由此可得，由血液疾病引起的蕁麻疹病因是自身的血虛、血燥，而皮膚表面的丘疹、紅斑和病人自覺的瘙癢、疼痛都只是這些機體病症的局部表現而已。

怎樣治療蕁麻疹

　　對於這類蕁麻疹，先要明確其血虛、血燥的病症，針對發病的原因，才可能根治。中醫針對血虛、血燥的病症，可用歸脾湯。

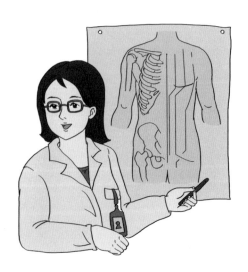

歸脾湯

成分　白朮、人參、黃芪、當歸等

功效　通過補血養血調劑機體血虛，血燥的情況，還可以補充人體的元氣，使機體
　　　　的抵抗力迅速恢復，對蕁麻疹產生一定的抗性，以便使患者康復的速度加快。

在使用歸脾湯調理蕁麻疹患者機體的同時，
還可使用針灸進行輔助治療，有非常明顯的效
果。常見治療蕁麻疹穴位的有膈腧、脾腧、合
谷、關元等，同時針刺這些穴位可以幫助氣血
運行，調理紊亂的氣機，恢復身體正常功能，
加速蕁麻疹患者的康復進度。

對於這種由血液疾病引
起的蕁麻疹，患者不應
擅自使用激素類的藥物
塗抹治療，這樣只會耽
誤病情。應到正規的醫
院檢查，找出病因，對
症治療，才能獲得最好
的療效。

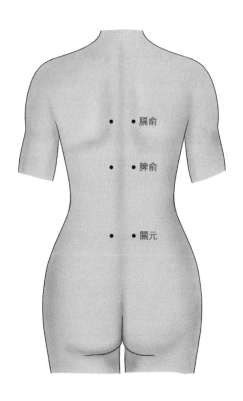

膈俞

脾俞

關元

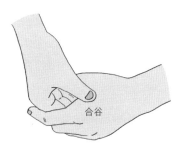

合谷

常感冒，
血液在搞怪

感冒，似乎每一個人都經歷過，只不過有輕重之別，表現各異，次數不一，痊癒的快慢有別。

氣血虧虛，感冒易發

一位中年女性經常感冒發燒，幾乎每兩個月就會感冒一次。她給人一種久病不癒的感覺：雙目黯淡無神，說話聲音低微，總是說冷，脈沉遲無力，一副氣血虧虛的表現。

《黃帝內經》已經認識到感冒主要是外感風邪所致，感冒是否發生決定於正氣與邪氣兩方面的因素。若正氣足，有些外邪也不怕；若正氣虛，一點致病因素就足以讓人生病了。

因此，這位中年女性是典型的正氣虛，正所謂「邪之所湊，其氣必虛」，由於正氣不足導致了感冒易發。而長期反覆感冒，也會加重正氣的損耗，從而降低抵禦邪氣的能力。

氣血盛，正氣就盛；氣血衰，正氣就衰。因此經常容易感冒的人歸根到底還是氣血虧虛所造成的。

防治感冒，要以調和氣血為主

平時容易感冒的人要以調和氣血為主防治。可採用艾灸大椎和肺俞，以加固病人的防禦能力。

感冒初期，以疏散外邪為主。

具體做法：

● 按摩：先按身體雙側曲池穴，按揉3~5分鐘，並沿頭髮邊緣，從耳前至耳中到耳後，反覆推揉到局部有熱感。最後按揉雙側風池穴，3~5分鐘。

● 拔罐、刮痧：如果有人幫助，也可以考慮拔罐、刮痧治療。

● 自我保健：選足三里穴，每天按摩或艾灸，也能預防感冒。

● 飲薑湯：薑湯解表散寒效果非常顯著。

● 飲黃芪茶：喝水時，加入5~10克黃芪，當茶飲。因為黃芪具有補氣益血的功效，還能排濕，自汗盜汗的人也可以喝，補益正氣作用明顯。

有些人感冒時還會發燒，說明身體的正氣和邪氣正在激戰，這時就要補益氣血，扶助正氣，加強自身的活力。其實發燒的溫度是正邪交戰激烈程度的一種表現。溫度高，正邪交戰就激烈；溫度低，可能是正氣虛，則正邪交戰的程度較低。不管是哪種情況，癒後正氣都會有很大的損傷，因此感冒的尾聲應以補益氣血為主。

補益氣血粥

材料　大米粥為底料，加上適量山藥、枸杞、百合、瘦豬肉末

做法　煮湯。

功效　補脾胃，益氣血。

預防感冒的方法

● 在氣候寒冷的時候，要及時添加衣服，注意保暖。

● 堅持適量全身運動，每星期最少2~3次，每次1~2小時。運動時一定要出汗。但是，在戶外運動時，也要注意防寒保暖。運動之後應及時洗熱水澡，並更換保暖衣服。

● 居室要經常開窗通風透氣，室內的溫度、濕度一定要合適；並要注意定時用醋消毒。

手腳麻、小腹涼，
血液有雜質

　　中醫有個說法，叫「久病多瘀」。這裏的「瘀」是指瘀血。如果把血管比作下水道的話，瘀血就是堵塞管道的垃圾。有這些垃圾的存在，就算補得再多，管道不通，「新血」沒有辦法循環，血還是「死血」。因此，在補血之前，一定要把這些垃圾鏟除，才能遠離疾病。

手腳發麻，血管末梢瘀血

　　36歲的趙女士來看診，她自訴久坐後起身時忽然感覺腿很麻，後來只能勉強一瘸一拐地走。她感覺近來經常會腿麻，這已經不是第一次了。

　　由於長時間坐着，在起身時腿會麻得很難站直，蹲一會才能勉強站起來。枕着自己的胳膊或者側着睡覺，手腳也動不動就會發麻。有時還會在睡夢中忽然抖動。

　　手腳發麻是由於血液瘀積在血管產生的現象。黏稠的血液在血管內循環時，人們會感覺渾身酸痛，特別是血塊黏連在四肢的血管時，會導致血液循環不暢，甚至會出現四肢麻木或刺痛的現象。

　　很多人會認為：手腳發麻是到了中老年才會出現的病症，實際上由於現代人不良飲食習慣和生活習慣，這種現象已經出現在二三十歲的人群了。有時候還會在睡夢中忽然抖動手腳，而嚇壞睡在身邊的人，自己也會被四肢部位忽然出現的手機振動似的肌肉痙攣嚇到。

小腹又涼又痛，血液污染引發

　　脹肚是很多人經常遇到的問題，飯後肚子鼓起來屬於正常現象，但是沒吃飯時，腹部也經常脹滿，這就有問題了。有些人覺得這是因為年齡增長而導致的，到醫院檢查，診斷結果卻是毫無異常。

　　醫生一般會這樣說：「是神經性消化不良。堅持服用消化藥，不要事事勞神，保持一種輕鬆的心態。」

　　蔡女士43歲，只要她疲勞過度就會消化不良，嚴重時要一直服用消化藥。可最近即便吃了消化藥，脹肚的感覺還是不能緩解。

　　她的小腹特別涼，並且在觸摸腹部時，特定部位有刺痛和下墜感。

　　這種固定身體某個特定部位陣陣疼痛，一般是血液污染引發的病症，也就是「瘀血性疼痛」。

　　女性分娩後，會因為子宮內殘留瘀血而導致腹痛，中醫將此稱為「產後瘀血性腹痛」。

　　倘若被污染的血塊停留在腸胃，心窩下方或腹部的特定部位就會作痛，偶爾會伴有陣陣刺痛，還會嘔吐血塊，或大便呈黑色。

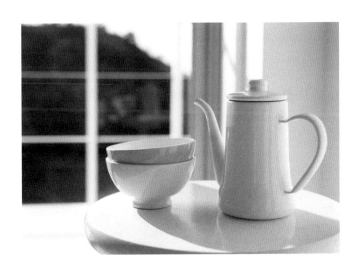

頭痛，
瘀血停留在腦部

頭痛很常見，但卻能反映出很多問題。如果經常性頭痛，比如外出後或累了，疼痛會加重，說明有血液循環障礙。

曹女士35歲，一年中會有幾次嚴重頭痛。從第一次高考前發作偏頭痛，已經十多年了。現因工作壓力較大而使偏頭痛越來越嚴重。

她的偏頭痛只發生在左邊，自訴這種疼痛好像是小鳥在頭部啄，頭感覺很沉重，需用手托住才行。頭痛的時候，一天中吃幾次頭痛片也沒有任何好轉。醫生叮囑她不要過度勞累，不要給自己施加壓力，並開了一些頭痛藥，但是治標不治本，只是在疼痛時緩解一下，之後便又一如既往地反覆發作。

經中醫師診斷，曹女士的病症是典型的瘀血性頭痛，是由血液污染產生的瘀血停留在腦部引發的。

這種病症容易出現的人群是在桌前久坐的學生，或者上班族。長時間坐姿不正就會導致頸椎彎曲，甚至頸椎週邊的動脈也會受到壓迫。這些動脈具有向腦部供應血液的功能，一旦它們無法向大腦順暢地供應血液，就會發生頭痛。嚴重的時候，就像是要裂開似的，還會伴有頭暈，噁心，消化不良等症狀。特定部位頭重並陣陣刺痛時，有可能會突然喪失記憶，且綜合判斷力和思考力也會隨之減退。如果過度勞神後，還會產生健忘症。

頭痛的原因

睡眠不足

這是常見頭痛原因之一，比如：前一天晚上熬夜或者失眠，第二天起來後便會頭痛欲裂。其實這並不是疾病的原因，只要改善睡眠質量頭痛便會消失。

外界刺激

當我們的身心受到外界環境的不良刺激，就會產生焦慮、抑鬱等不良情緒，從而導致頭痛發作。有一項調查顯示，約有84%抑鬱症患者伴有偏頭痛症狀。當人們遇到一些不順心的事會產生負面情緒，也會導致頭痛。

飲食習慣

很多人喜歡喝咖啡，但飲用咖啡過量對身體會有傷害。咖啡過量，會使血管擴張刺激神經引發頭痛；當然，造成頭痛的不僅有咖啡，還有冰淇淋（雪糕）、飲料都可能會導致頭痛發作。

面部疾病

這裏主要指的是面部器官的疾病，比如：眼、耳、口、鼻、喉等病變都可能會刺激神經，從而反射性的或擴散性的影響頭部，進而會引起反射性或牽涉性頭痛。

環境因素

有的時候頭痛並非是自身出現問題，還會跟所處的環境改變有一定的關係，比如：坐飛機，在飛機起飛時會感到頭痛，這是因為腦部血管擴張，從而導致血管性頭痛的一種，當然有的人在高原上也會有類似的感受。

脱髮，
血液循環障礙

　　脱髮，是一個讓許多女性感到沮喪的問題。隨着社會壓力的增大，脱髮成了現代人常見的問題。從中醫的角度來看，脱髮大多數是由於血液瘀阻造成的。不管是因為血虛還是血熱等造成的瘀阻，都會讓頭皮得不到充分的營養供應。要治療脱髮，最有效辦法就是活血化瘀。如果能讓血液清透，治癒率可達到90%。

血液清與濁，類似水一樣

　　為了更好地瞭解瘀血，可以將它與水做比較。乾淨、健康的水，清澈透明，無雜質、無味，還富含利於健康的礦物質。相反，不潔淨的水是什麼樣的呢？渾濁的水，黃泥水，銹水，摻雜沙子的水，長有苔蘚的水，臭氣熏天的水，氯消毒過度的水，摻雜畜產廢物、污染物質的水，化學物質污染的水等等，都是污水。這些污水就相當於人體的瘀血。

　　對於人而言，不喝水是無法生存的。如果喝了不健康或被污染的水，就很容易生病。因為髒東西會伴隨這些水流到人們身體的各處，會污染每一個器官。人體中的瘀血也是同樣的道理。病態的瘀血在體內循環，或因血塊過大無法流動而卡在某個地方，就會引起疾病。因此，瘀血越多病情越嚴重。

脫髮原因

高燒

高燒會損壞髮根組織，使頭髮大量脫落，尤其是持續高燒，會對髮根的損壞特別嚴重。

產後

因為女性在妊娠期體內分泌大量的雌激素，會讓頭髮壽命延長，使頭髮「超期服役」。可是，產後雌激素分泌會突然減少，就會導致頭髮大量脫落。

壓力

據相關研究證明，脫髮與壓力有密切的關係。快節奏的工作、生活和每天面對的精神壓力讓女性的情緒變化不定，從而導致頭髮脫落。

節食

節食不但不能給頭髮補給生長的必要營養元素，還會讓頭髮缺少營養，這樣頭髮就會枯黃無光澤，甚至會大量的脫髮。

髮型

每天紮過緊的馬尾辮，或用力梳頭髮都會給頭皮帶來傷害，從而導致脫髮。

過頻的染燙

頻繁地燙髮和漂染，特別是使用劣質的染髮劑以及燙髮藥水，會對頭髮造成一定程度的損傷，也會導致頭髮掉落。因此，女性盡可能避免過多的染燙。

頻繁使用電腦

使用電腦時間太長，很容易導致內分泌功能出現紊亂情況，最終導致秀髮營養供應不足，從而導致脫髮危機。

耳鳴，
氣血兩虛

　　一位40多歲的女性患有糖尿病，她自我感覺壓力很大，經常滿臉陰霾，很少笑。夏天經常汗流浹背，如果工作量大，就會感到耳朵裏傳出蟬鳴聲。

　　經耳鼻喉科醫生檢查，沒有發現任何身體異常。

　　根據症狀，中醫師認為她的氣血不是很好。應該及時補氣血。而且建議家人朋友要經常和她聊天，使她的情緒有所好轉。之後，她堅持每天喝補血的藥，逐漸地，臉上出現了紅暈，但耳鳴的症狀還是沒有明顯好轉。醫師告訴她：耳鳴不是一時一刻能治好的，你是氣血兩虛，只要堅持喝藥茶，保持心情舒暢，會逐漸好轉起來。保持良好的血液循環是治療耳部疾患的重要保證。

耳鳴的表現

　　耳鳴的主要表現是病人耳內或頭部產生聲音的主觀感覺，感覺音調可高可低，也可描述為比如：蟬鳴、汽笛聲、哨音、隆隆聲、風聲、拍擊聲等。有的表現為間斷性；有的表現為持續性；有的還伴有聽力下降、眩暈等症狀。

　　一部分病人患有耳鳴時，還會伴有中樞神經系統疾病以及腦血管疾病，比如：腫瘤、多發性硬化、血管病變等。部分顱腦外傷者也可出現耳鳴。中樞系統疾病引起的耳鳴多為雙側性耳鳴。有的病人伴有貧血、紅血球增多症、高血壓、甲狀腺功能減退或亢進、腎臟疾病等全身性疾病。女性的月經期、絕經及妊娠期容易出現耳鳴。

　　所以如果出現以上病症，一定要重視，要及早到正規的醫院進行檢查治療。

耳鳴的危害

　　影響聽力：十分響的耳鳴能干擾所聽的內容，經常可以聽到聲音，但不能分辨別人在說什麼。

　　影響睡眠：耳鳴使人很難入睡，即便是入睡，也特別的淺。有些人訴說，如果睡眠不深時可能會被耳鳴吵醒（耳鳴就如同外界聲音一樣能夠吵醒主人）。倘若半夜醒來後，耳鳴還仍然持續，就會使人煩躁不安，輾轉難眠。

　　影響情緒：長期嚴重耳鳴會讓人產生憂慮、焦急、擔心、抑鬱、心煩意亂等情緒變化。有些人寧願聽不見，也不想耳鳴，也有的人因為到處求醫無果，甚至有自殺的念頭。

　　影響工作和學習：由於聽不清別人特別是管理人員或老師的講話，並且自己忍受着耳鳴帶來的巨大痛苦，也常常不能被人理解，因此工作效率下降，對工作和學習也逐漸失去了興趣。

　　影響家庭生活：由於耳鳴影響家人之間交流，而且長期求醫吃藥，會帶來經濟損失，甚至導致巨大經濟壓力；倘若不被家庭成員理解，則會影響家庭和睦。

眩暈，
病根在血液

　　談到眩暈，它是一種可怕的疾病。雖不會致命，但發作的時候，人什麼都做不了，甚至連睜眼都成問題。有些眩暈患者，還會不停地嘔吐，嚴重時只能躺在床上。檢查的結果是耳蝸出現了異常，聽力也有所下降。

從四個方面判斷眩暈

　　眩暈是一種較常見的耳源性疾病，那麼，眩暈是怎樣判斷的呢？

　　從睡眠質量上看：入睡困難、睡眠多夢、容易驚醒等都是眩暈的先兆，需要引起注意，及時調整生活節奏，並要多注意休息，保證充足的睡眠。

　　從心理狀態上看：眩暈病人會偶爾出現心理障礙，主要表現出耳鳴、眼花等病狀，經常會感到緊張、多汗，甚至會出現消化不良的病狀。

　　從情緒變化上看：有時眩暈出現時，病人的情緒會跟著發生變化，會表現出焦慮不安、心情煩躁、緊張易怒等，有時還會感到非常矛盾。

　　從具體症狀上看：眩暈還有其獨特的表現症狀，病人會感覺到天旋地轉，噁心嘔吐，還會伴有耳鳴、眼震的現象。

眩暈一定要及時治療

　　為了避免意外情況發生，眩暈患者經常會被限制出行，這使他們的生活失去了很多樂趣。對於眩暈，一定要及時進行治療，在眩暈發作早期就發現其症狀並進行治療，可以起到更好的治療效果。

保養乳房，
提升魅力

乳房是女人最顯著的第二性徵，有「性徵器官」之稱。凹凸有致的身材，不但給女人增添自信，同時也是吸引異性的重要條件。有些女性天生乳房過小，被戲稱為「太平公主」，不僅女性魅力頓減，還潛藏着健康方面的信號。

乳房，存儲氣血的倉庫

乳房裏循行着多條經絡。乳房的內側走腎經，而乳頭走胃經，沖任兩脈亦與乳房有關。但是，在乳房發育的過程中，起着決定性作用的還是先天腎氣的盈虧。

胸部對女人而言，是存儲氣血的倉庫，女人胸部豐滿，説明體內氣血足；反之就是氣血虧虛。胸部小不僅影響女性魅力，對健康也是極為不利的。因此，女性應該注意保養好乳房。

《黃帝內經》認為女子「二七，天癸至，任脈通，太沖脈盛」。天癸是由腎中精氣化生而來的，女性到了14歲，體內的生機開始發動，天癸到來，任沖兩脈通盛。任脈為「陰脈之海」，它沿着腹部的正中線而行，其氣上佈於膻中。膻中正好位於兩乳頭連線的中點，中醫稱「上氣海」。沖脈為「十二經脈之海」，它沿着任脈的兩側往上走，其循行路線和十二正經中的腎經差不多，向上散佈於胸中。沖任兩脈有一個共同的特點，就是同起於胞宮，即人們所説的「子宮」，並都經過乳房。任沖兩脈共同作用，向上掌管着乳房的發育、生長及衰萎，向下促使月經按時來潮。因此，只要任沖兩脈氣血足，乳房就會豐滿，反之就會平坦。

乳汁，由氣血生化而成

《類證治裁》指出：「乳汁為氣血所化，而源出於胃，實水穀之精華。」也就是説：乳汁是由氣血生化而成的，而氣血又是由脾胃化生的；可是，脾胃生化氣血又需要原料，這些原料來自於水穀，也就是糧食。如果乳房發育得小，這説明後天之本不旺，就會從源頭上阻斷了哺乳期女性乳汁的生成。那些乳房平坦的女性往往沒有乳汁，哺乳很困難，原因就在於此。

有的人雖然乳房發育健全，但分娩之後也沒有乳汁，這又是怎麼回事呢？生產之後，產婦體內的血處於嚴重虧虛狀態，本就不足，所以就沒有力氣再生化了。這時候就全靠氣，氣能生血、行血，所以體內的氣足也會有乳汁。

如果產後沒有乳汁，就説明不但體內血虧，氣也虧，這時應該補氣；如果氣足了，乳汁自然就有了。有人卻不明白這個道理，一看到產婦沒有乳汁，就用通乳藥，這個思路是不對的。

當然，乳房大小無絕對的標準，即使是乳房小一些，也不要為此煩惱和憂傷，因為單純的小乳房是不會影響將來的婚育。一般女性在懷孕後，由於妊娠和哺乳都能使孕激素分泌量大大增加，那時，胸部隨之也會豐滿起來。

如何保護女性的乳房

乳房對女性非常重要，那怎麼保護它呢？

首先，要好好吃飯，養好脾胃，不要隨便減肥。

食物的營養與乳房發育有着諸多因果關係，有時是橫向聯繫，有時是縱向作用。女性不能刻意地去減肥。要想使自己的胸部健康並漂亮，應多吃一些含熱能較多的食物，比如：禽肉、芝麻、金針菜等高脂食物以及糖類、糕點等，以此保證體內有足夠的脂肪。

　　由於發育成熟的乳房，脂肪居多，腺體僅佔1/3，那麼，脂肪的多少將決定着乳房是否富有彈性和豐滿。

　　當然，這裏也不是說脂肪越多越好，如果脂肪過多，就會堆積在體內引起乳房鬆弛和下垂，同樣會影響身材的形態美。

　　也可以多吃一些富含維他命E的食物，比如：捲心菜（椰菜）、南瓜、杏仁、棉籽油、菜籽油、大豆、花生等。

　　因為維他命E能促使卵巢發育和完善，可以讓體內成熟的卵細胞增加，黃體細胞增大。卵細胞是分泌雌激素的重要場所，當雌激素分泌量增加時可促使乳腺管增長；黃體酮則使乳腺管不斷分支形成乳腺小管，使乳房長大。

　　還可以吃一些含維他命B雜的食物，比如蛋黃、瘦肉、鱔魚、動物的肝、腎、奶類以及其他製品。因為維他命B雜是體內合成雌激素不可或缺的成分。

　　其次，要注意坐立姿勢，不要蹺二郎腿，不要經常彎腰坐。那樣胸部就不能充分舒展，氣血就容易瘀滯。

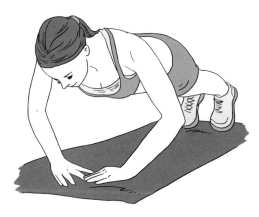

　　此外，可以做引體向上和俯臥撐，但時間不宜太長，15分鐘就好。做俯臥撐時，要注意胸部挺起，腹肌收緊，這樣可能會使人很累，但效果卻很好。

　　所謂「有形於內，必形於外」，乳房豐滿既給人感官上的愉悅，還是健康的體現。因此從現在開始，讓女性學會保養乳房。

乳腺增生，
由於氣機不暢

　　乳腺增生是女性最常見的乳房疾病，其發病率佔乳腺疾病的首位。近年來該病的發病率逐漸趨於上升，也越來越低齡化。乳腺增生症是正常乳腺小葉生理性增生與復舊不全，乳腺正常結構出現紊亂，屬於病理性增生。多發於30~50歲女性，發病高峰為35~40歲。

導致乳腺增生原因

　　飲食結構不合理容易導致乳腺疾病。如今，大部分食物高脂、高能量引起女性脂肪攝入過多；有飲酒和吸煙等不良生活習慣，也會誘發乳腺病；患有高血壓、高血糖也容易使女性出現內分泌失調，導致乳腺增生。

　　忽略自身的生活細節也是引發乳腺疾病的溫床。有些媒體報道，女性高齡不育、夫妻不和等因素，或不良生活習慣都是常見乳腺疾病的病因，並造成乳腺不能有正常的、週期性的生理活動。

　　乳腺增生與情志有關。乳腺增生屬於中醫「乳癖」範疇。主要是由於氣機不暢，在乳房部出現，脹滿疼痛，時緩時劇，疼痛時輕時重。據《瘍科心得集》描述：「有乳中結核，形如丸卵，不疼痛，不發寒熱，皮色不變，其核隨喜怒而消長，此名乳癖……」不但描述了腫塊的特點，又指出了乳腺增生病與情志變化的關係。30歲以上的未婚、未育、哺乳少、愛生氣的女性患乳腺增生者最多。

　　此外，精神過度緊張、暴躁易怒等不良情緒，以及經常熬夜導致睡眠不足，或長期服用含有雌激素的保健品、避孕藥等因素都有可能導致內分泌失調，誘發或加重已有的乳腺疾病症狀。

　　如果不是特別嚴重，乳腺增生患者可在家中自己保健。主要的保健就是要保持良好的心情、按摩和健康飲食。

不要被病嚇到，要樂觀向上

　　乳腺增生情緒很關鍵。有的患者不把病當作一回事；可有的一聽到自己有病，就嚇得要命。乳腺增生是35-50歲女性的常見病，情況嚴重的話可能會發展成乳腺癌，所以也是「癌前病變」的一種。但癌前病變不是都會發展成癌的，即使發展成癌，也是需要一段時間的，在這期間，只要合理治療，效果都很好。

按摩治療乳腺增生

　　出現乳腺增生，可採用按摩輔助治療，能夠有效緩解病情。

　　穴位按摩主要是取疏肝理氣，化濕健脾的穴位。最常見的是足蹶陰肝經的行間穴。取穴時，可採用正坐或仰臥的姿勢，行間穴位於人體的足背側，大腳趾和二腳趾縫後方凹陷處，行間疏肝瀉火的作用最好。

　　然後是足陽陰胃經的足三里，足三里可化濕健脾。

　　用拇指指端在每個穴位上揉3~5分鐘。

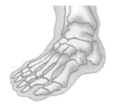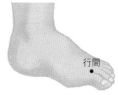

行間

推撫法

患者取坐位或側臥位，充分暴露胸部。先在患側乳房上撒些滑石粉或塗上適量石蠟油，然後雙手全掌由乳房四週沿乳腺管，輕輕向乳頭方向推撫50~100次。

揉壓法

先以手掌上的小魚際或大魚際着力於患部，在紅腫脹痛處，施以輕揉手法，若有硬塊的地方可反覆揉壓數次，直至腫塊柔軟為止。

揉、捏、拿法

以右手五指着力，抓起患側乳房部，施以揉捏手法，一抓一鬆，反覆施術10~15次。左手輕輕將乳頭揪動數次，以擴張乳頭部的輸乳管。

振蕩法

以右手小魚際部着力，從乳房腫結處，沿乳根向乳頭方向作高速振蕩推趕，反覆3~5遍。局部出現有微熱感時，效果更佳。

慢性盆腔炎，
血瘀脱不了干係

　　不論什麼原因引起的盆腔炎，都跟血瘀脱不了干係，所以，只有讓血液保持清潔，才能遠離盆腔炎，保證身體健康。

　　慢性盆腔炎是指女性內生殖器官、週圍結締組織及盆腔腹膜發生慢性炎症。經常會因為急性炎症治療不徹底或因患者體質差，病情遷移所致。臨床主要表現為下腹墜痛、腰骶部酸痛、月經多、白帶多、不孕等。這些症狀較頑固，如果機體抵抗力下降時可誘發急性發作。

盆腔炎病因

　　盆腔炎多是由女性生殖系統炎症、鄰近臟器炎症感染、宮內手術感染、不注意個人衛生、使用不潔浴具、經期和產後性生活等原因造成的。

　　比如使用了不符合衛生標準的衛生巾，細菌會由衛生巾感染盆腔；或做過一些婦科手術，手術後護理不得當，也會導致盆腔感染。

　　有的人可能覺得沒有性生活是不會得婦科病的；其實不然，未婚女性也有可能患盆腔炎。

　　最重要的一點，房事衛生。因為病菌很可能會沾在手上，或隱藏在生殖器表面。在某種程度上可以説，盆腔炎的產生，其性伴侶也有很大的責任。因此，男女雙方對待房事衛生的認識，同樣重要。

盆腔炎，後果嚴重

女性患了盆腔炎，如果不及時治療，後果嚴重。

不孕：盆腔炎往往累及雙側輸卵管，造成管腔黏連、甚至完全阻塞，阻礙卵子、精子或受精卵順利結合，從而導致不孕。

宮外孕：慢性盆腔炎多為雙側輸卵管炎，易使輸卵管黏連堵塞，管腔變窄或閉鎖。並導致受精卵無法着床於宮腔而形成宮外孕。

引發其他婦科炎症：盆腔炎症長期刺激會引起化膿性腹膜炎，嚴重時還會引起膿血症。在月經期腹痛，檢查時會發現有輸卵管或附件炎存在。

影響性生活質量：盆腔炎反覆發作、經久不癒，容易造成焦慮、煩躁、憂鬱等不良情緒，性生活時會發生嚴重性交痛，影響性生活質量。

家庭治療盆腔炎

1. 取大蒜泥外敷下腹部，每天1~2次（如皮膚起泡則暫停）。
2. 取甘遂末120克，麝香0.1克，連同細麵粉加蜜調成糊，分成4份，每天1份，塗敷下腹部的積水腫突處。
3. 取鮮蒲公英250克，搗爛如泥，外敷下腹部，每天1~2次。
4. 取大棗10枚，皂角刺30克，一同煎半小時以上，棄渣取藥液300~400毫升，再加粳米30克煮成粥狀，分2次服。
5. 野菊花栓，每晚睡前30分鐘，將1粒放人肛門內約7~8釐米處。10天為一療程，一般3~4療程有明顯效果。

按摩治療盆腔炎

女性要想保持體內血液清潔，建議按摩腎俞、血海、足三里，效果非常好。

各臟腑之氣都通於後背的俞穴，中醫又把人體軀干分為三部分，通常胸腔，包括心肺，屬於第一部分，叫上焦；臍以上，心肺以下的腹腔為中間部，叫中焦，脾胃就屬於中焦；臍以下就是下焦了，肝、腎、大小腸等臟器都屬於下焦。盆腔位於下焦，而腎主下焦，因此，按摩腎俞可以有效地行氣止痛，緩解婦科病症狀。

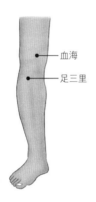
血海
足三里

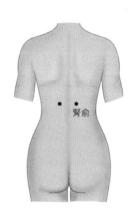
腎俞

飲食調理盆腔炎

女性白帶多，尿急、尿頻等，可以適當多吃薏米小豆粥。

如噁心、痰多、兩肋痛、乳房脹，可用青皮熬水喝。

青皮

青皮是橘沒有成熟的果實曬乾而成的，對胃腸的作用和橘皮差不多，略強於橘皮。如果找不到沒成熟的果實，也不願意到藥店買的話，用橘皮也可。曬乾的橘皮過幾年就是陳皮了。

第**3**章
飲食養血
強身滋補............

對人身體健康影響最大的，就是我們生存的環境。因為我們每時每刻都生活在「環境」中。除了一刻都不能離開的空氣，還有水、食物的攝入，因為它們和我們的健康息息相關。由此可以說，對健康而言，再沒有什麼比飲食更重要的事了。

飲食，
要適合自己

「民以食為先，食以安為先」。可是，隨着人們生活水平的提高，吃什麼食物不再是問題，該怎麼吃出健康才是重點。飲食，適合自己的才是最好的。

「毒血」傷害身體

不少人有許多不正確的飲食習慣，如果這樣習慣逐漸形成，最終就會讓人的血液充滿了毒素，不再是一條「生命之河」，而是一條「垃圾之河」。在「垃圾河」裏的血液，就像是充滿油垢、瘀泥的髒水。當人體的毒血在血管中流動時，這些油垢就會掛在血管壁上，有些「瘀泥」就會瘀積，從而造成管壁變窄。可想而知，當毒素日復一日地流過，最終將管壁堵死，便會產生心梗、腦血栓等疾病。在這些毒素中，有的可能是過量的酸性物質，就會傷害到血管，很容易出現腦出血症狀。

不要讓血液中藏有毒素

有些女性膚色不夠美麗，秀髮不夠光澤，這究竟是什麼原因呢？其實歸根到底就是血虛、血瘀或血熱妄行，血液沒有很好地發揮自己的功能所導致的。女性美容最重要的就是血液，血液不但要旺盛，還要暢通、有條不紊。

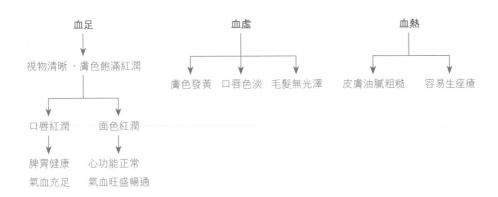

好的血液可以給器官供給營養，含有毒素的血液，就會將毒素帶到各個組織器官，直接破壞心臟肝腎等。輕者表現為心痛、煩躁、易怒等。這也就是為什麼患者覺得身體不舒服，在醫院做了超聲波、CT檢查，什麼也沒有發現的原因。其實這正是身體給的危險信號。如果等臟器損害，出現病灶，就為時已晚。因此，女性千萬不要小瞧了皮膚暗淡無光、黃褐斑、口腔潰瘍等這些微小的變化。這些往往是體內的排毒系統在抗議，並且毒素開始過量深入體內的表現。

上述這些微小的變化表明，體內的毒素正強大起來，要「吃掉」身體中的免疫力，當免疫力下降的時候，一些其他的疾病就會襲擊身體，比如尿毒癥、癌症等等。

要找到適合自己身體的飲食

怎麼吃才能防止毒素的形成，才能把血液裏面的毒素排掉呢？不同的身體素質、不同的疾病、不同的年齡段都有自己合適的飲食方式，也不能天下一統，要因人而異。

排卵期要溫陽活血

中醫認為：排卵期是「陰轉陽，陽氣內動」，意識就是説在月經期後，女性體內的陰氣不斷增長，漲到一定程度後就會轉化為陽；所以，在這個階段要注意溫陽活血，能夠調養血虛狀態。因此，在飲食上女性要加一些溫陽活血之物，比如：丹參、肉桂等等。此外，要注意保持情緒穩定，不要過於激動，同時要保持樂觀，積極向上的情緒，對身體非常有益處。

排卵期

女性在一個月中會有幾天感到身體微微發熱，並伴有較多的透明、拉絲狀白帶綿綿而下，這正是排卵的時間。

血虛要滋肝補腎

有些女性血虛，其原因是與肝腎不足有很大的關係。因此，要想調理血虛，滋補肝腎是很重要的一個環節。女性在這個時期的生理特點是「經淨後血海空虛」，所以滋補肝腎能填補經期消耗血液。這個階段可以煲湯時，可以添加一些滋陰養血，滋補肝腎的藥物，比如：女貞子、枸杞、桑甚子、當歸等。如果脾胃不好，消化功能弱，建議不要多吃此類滋補藥物，或吃時添加一些健脾開胃的藥物，比如：砂仁、陳皮等。

「肝藏血」

指肝具有貯藏血液、調節血量、防止出血的作用，肝不足血量會減少，血行會不受控制。而腎藏精，精能化血，如果是腎精不足，血液的化生也必然受阻。

四種藥材，
養血之寶

很多年輕女性在太陽下站一會，就會頭暈眼花；有些女性月經來了會持續很長時間。上述的這些表現都是因為氣血不足而導致的。

養氣血是女性保健中最不能忽視的一件事情，並關係到女人一生的健康。

金針菜，治療缺鐵性貧血

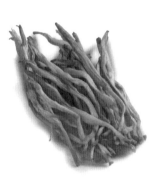

從西醫的角度來看，金針菜含鐵量非常豐富，比大家熟知的菠菜高了大約20倍，同時金針菜還含有豐富的維他命A、維他命B_1、維他命C、蛋白質、脂肪等營養物質。

金針菜性涼，身體燥熱的人吃比較好。

金針菜飲

材料　金針菜30克左右，紅糖適量
做法　把金針菜放水裏煮，然後加點紅糖。
用法　早飯前一小時喝下去，連續喝三四天就會好轉。
功效　治療痔瘡便血。

對於一般缺鐵性貧血的女性，金針菜也可以做成家常菜，跟菠菜一樣，具有很高的營養價值。

黑豆，解毒活血

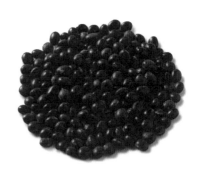

黑豆具有三大作用：活血、利水、解毒。黑豆性寒，適合血熱的人吃，比如：有些女性皮膚上特別愛長瘡癩，就是血熱的一種表現。熱會把血裏的水分烤得比較乾，血就會變得黏稠瘀結，此時，就需要用黑豆來活血化瘀了。

黑豆入腎，腎主水，因此黑豆具有利水作用。比如：有些女性身體水腫，就可以利用黑豆的這個功效，讓身體裏多餘水分變成尿液排出體外。也有一些女性的臉上、身上總會長痘痘，還帶着發紅、發熱、疼痛等感覺，特別是最後會流膿潰破的，通常都是熱性瘡瘍。上述這些問題都說明其存在血熱症狀，可以煮一些黑豆吃，但黑豆不宜多吃，多吃會傷脾。

現代女性長期面對電腦，從而很容易導致視力下降，還時常伴有頭暈目眩。這些都是警鐘。視力下降可能是由於對眼睛的過度使用，或是某些營養素的缺乏等造成的。建議食用醋泡黑豆，中醫研究其能夠有效防止視力下降，並減輕眼睛的疲勞。

醋泡黑豆

材料　黑豆適量

做法　先準備一個平底鍋，放入黑豆，無需放油，用中火炒5分鐘左右。等黑豆皮迸開後，改為小火，再炒5分鐘，注意不要炒糊。然後將炒好的黑豆晾15分鐘後，放入帶蓋子的乾淨容器中，再加入陳醋，浸泡兩個小時左右，就可以食用了。

功效　除了能幫助抑制視力下降外，對治療慢性疲勞、高血壓、肩膀酸痛、高膽固醇等也都很有效。

桂圓肉，補氣血

桂圓就是曬乾的龍眼，除補血的功效外，還能治療健忘、心悸、神經衰弱和失眠。桂圓還具有抗衰老的作用，由於它能抑制人體內使人衰老的一種酶的活性，再加上桂圓中所含有的豐富蛋白質、維他命和礦物質，如果長久食用可「使人輕身不老」。桂圓對神

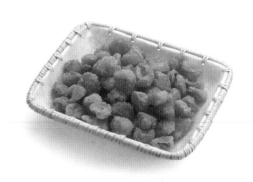

經衰弱、更年期女性的心煩汗出、智力減退都有很好的療效，是健腦益智的佳品。如果有些女性產後體虛乏力，或營養不良引起貧血，食用龍眼也具有很顯著的效果。

桂圓也可以做成代人參膏。

代人參膏

材料　桂圓適量（若火氣大，可以加放3克西洋參）

做法　先把桂圓放在碗裏，根據個人口味放一些白糖。然後蓋上蓋，放鍋裏煮。

用法　要吃的時候盛出一匙，用開水一沖就行。

功效　適宜氣血不足的女性補益，特別是生完小孩有氣血不足症狀的女性。

白芍，補血止痛收汗

白芍為著名的傳統常用中藥材，應用歷史悠久。芍藥始載於東漢《神農本草經》，列為中品，記有「主邪氣腹痛，除血痹，破堅積，寒熱疝瘕，止痛，利小便，益氣」。芍藥在藥用時通常分為赤芍和白芍。白芍味道酸苦，具有收斂的功效，

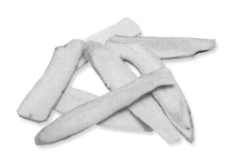

比如：有些女性平時天氣不熱也容易出汗、身體發虛，或晚上醒來時一身汗，這都是身體不能攝入津液，因此汗液自己就出來了。此時就可以用酸性的白芍來斂汗。因為白芍除了具有養血功能外，還能止痛和收汗。

白芍加乾薑

材料　白芍100克，乾薑25克

做法　磨成末，分成8份。

用法　在月經來時，用黃酒送下，每天吃1份，連着服用3個星期。

功效　能治療很多的婦科疾病，如痛經。

就女性居家養血而言，可以直接用白芍煮水喝，10克即可。也可以在煲湯的時候加一些在湯裏。但是泄瀉、虛寒腹痛的人就不太適合吃。

六樣食物，
排出毒素

　　其實每個人的血液裏都有毒，若能夠在減少攝入毒素的同時，增強解毒、排毒的能力，就可以將體內的毒素含量保持在一定的安全範圍，不會影響自身的健康。

　　有些女性認為，人體的血液內都是營養物質，它又不和外界直接接觸，因此血液應該是很乾淨的。事實上，人體血液的乾淨是相對而言的，如果認真分辨起來，可能血液裏的毒素會把人嚇一大跳，特別是人在生病時，血液裏的有害物質會達到一定的量。平時常說的「三高」都是血液裏的「髒東西」引起的，因此，排出血裏的毒素，讓血液變得乾淨是保證健康的基本前提。

無花果，排毒好幫手

　　要想讓血液保持乾淨，血毒的去除少不了兩個環節，那就是解與排。解毒主要是通過肝臟來完成的，排毒主要通過胃腸道和腎臟來完成。解與排相互配合，互為補充，在人體中形成了一道祛除血液的防線。可是，太多的毒素攝入，

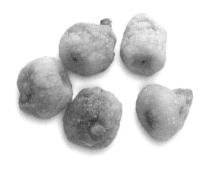

這道防線也是抵擋不住的。因此，想要達到理想的淨血目的，還是要注意減少毒素的攝入，還要做好養肝護肝助肝臟解毒，潤腸通便幫助胃腸排毒。下面認識排毒好幫手——無花果。

　　無花果不但好吃又有營養，還能健胃清腸，消腫解毒。既可內服亦可外用。無花果中含有大量的維他命和果膠，果實吸水膨脹後，能吸附多種化學物質。無花果在人體的腸道中能吸附各種各樣的有害物質，再將其排出體外，淨化腸道，還能抑制血糖上升，維持正常的膽固醇的含量。比如：肺熱聲音沙啞、喉嚨刺痛等這些小病都可以吃無花果，一天中吃幾個既可以清腸，亦可幫助身體排血毒。把無花果和白梨一起煮湯喝也不錯。

胡蘿蔔，汞的天敵

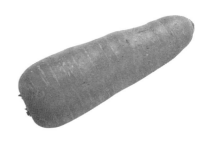

　　汞的天敵是胡蘿蔔（紅蘿蔔），胡蘿蔔是非常有效排汞的食物。胡蘿蔔中含有大量的果膠可以與汞結合，有助於降低血液中汞離子的濃度，加速排出。汞，跟人類接觸的機會相對不多。但它的危害很大。比如女性使用的化妝品或深海魚中含有汞。對人體而言，汞毒素很大。汞主要是由尿和糞便排出，唾液、乳汁、汗液也能排出一些，肺部呼出的微乎其微。體內的汞在前4天排泄量較多。如果排泄不出去的汞會使人體蛋白質發生變質，並在人體內有累積效應。

　　胡蘿蔔能把胃腸裏的邪毒一起帶走，並隨糞便排出體外。邪毒去了，胃腸道也就容易吸收營養了，其健脾化滯的功效可見一斑。建議女性經常吃胡蘿蔔，可以刺激胃腸血液循環，抵抗疾病，防止老化。

海帶，加速毒素的排出

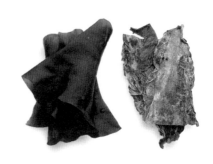

　　海帶既便宜又健康，能做菜做湯，是居家常用食品之一。海帶中的一些成分能和很多致癌物質結合，使它們排出體外；也能夠吸收血管中的膽固

醇，使血液中的膽固醇保持正常含量。有些人做海帶時喜歡把它洗得乾乾淨淨的，如果是鮮海帶就將上面的黏液洗乾淨，如果是乾海帶就洗掉上面的白粉。其實海帶中這些附帶的東西是大自然額外的賜予，具有良好的利尿作用，可以加速血液中毒素的排出。

蜂蜜，提高免疫力

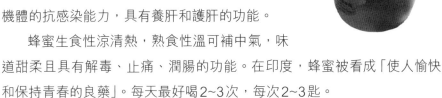

《本草綱目》中記載蜂蜜「清熱也，補中也，解毒也，潤燥也，止痛也」。蜂蜜中不但能含有肝細胞容易吸收的葡萄糖，還能促使肝細胞再生，且對脂肪肝的形成有一定的抑制作用。而且還能促進蛋白質合成，促進組織的新陳代謝，增加肝糖的儲存，因而可以加強人體抵抗力，提高機體的抗感染能力，具有養肝和護肝的功能。

蜂蜜生食性涼清熱，熟食性溫可補中氣，味道甜柔且具有解毒、止痛、潤腸的功能。在印度，蜂蜜被看成「使人愉快和保持青春的良藥」。每天最好喝2~3次，每次2~3匙。

黑木耳，清除體內污染物質

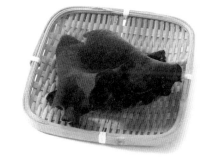

木耳生長在背陰潮濕的環境中，生活應用廣泛，木耳可以清除人體內有害物質，具有涼血止血的作用。中醫認為：它具有補氣活血、涼血滋潤的作用，能消除血液中的熱毒。

木耳能清除肺部的異物，防止因職業產生的污染。另外，女性有時為使月經晚來幾天，會吃木耳蘸白糖。

黑木耳還具有降低膽固醇和血脂的作用，並可促進多種腺體的分泌，

同時協同這些分泌物軟化結石、滑潤腸道，使結石排出。黑木耳還含有植物膠質具有很強的吸附力，可以吸附殘留在人體消化系統內的雜質，防止毒素和雜質被吸收入血液。因此，建議女性經常食用木耳，有助於清除體內污染物質。

大蒜，解鉛的良藥

人體中90%的鉛，是從食物中來的。比如：塑裝飲料、烤炸食物、膨化食品、爆米花、松花蛋、果脯、粉絲、涼粉等食物都含鉛。在污染的海水中長大的魚蝦、貝類含鉛；漂亮的玩具、學習用具、印刷書本、具有美白功能的化妝品等都含有鉛，可見，生活中處處都隱藏着鉛。

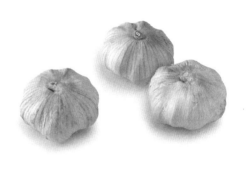

怎麼才能避免鉛危害身體健康呢？答案就是多吃大蒜，因為大蒜中含有大蒜素，可以降低體內鉛的濃度，也能抵禦細菌、病毒等對人體產生的威脅。大蒜還可以預防心血管疾病，同時可以降低膽固醇，讓血液循環更順暢，身體更健康。大蒜是人們生活不可缺少的食物，它可以清除人體血液和身體裏的很多雜質，特別是清理腸道內的細菌毒素，有很好的效果。比如：吃海鮮時，大多數人都會配上大蒜，防止腹瀉，在這種情況下大蒜可以生吃。

雖然大蒜很好，但對於上火的人不宜多吃，因為它本身就是辛溫食物，酷熱的夏天吃了也容易化火。

三款妙方，
排出血毒

　　人體的血毒中究竟含有哪些成分呢？其實血液的毒素是指身體代謝產生的垃圾，脂肪顆粒，外界吸收來的化學殘留物，重金屬離子等廢物。

　　據相關部門統計，人體血液中毒素的種類可達1000多種，其血毒最致命的表現是：它可以直接導致人體高血壓、高血糖、高血脂，使人時刻受到心腦血管疾病的威脅。如何讓血毒遠離我們的身體？

決明丹參茶排血毒

　　及時補充血液，並讓血液清澈乾淨才是最關鍵的保健方法。怎樣解決大吃大喝、疲勞過度引起的血毒呢？「早晚兩杯溫水，10克決明5克參。」

　　喝水是排毒的好方法，但對於經常吃喝應酬的女性而言，喝水又有特別要注意的地方：早上最好是溫開水，不要加任何輔料。晚上不建議多喝水，以免加重腎臟負擔。如果晚上要喝水，建議可以在水中加些蜂蜜，以便於第二天清晨的排便，並能幫助睡眠。

淡鹽水

　　有些女性聽說喝淡鹽水補水最快，因此一早喝水也愛加點鹽。人體的體液含0.9%的鹽，但是自己配置的鹽水很難掌握好這個度，如果一旦高於生理鹽水的濃度，反而會增加人體血黏度和血壓。這樣就會對一些患有心腦血管疾病的人很不利，容易弄巧成拙。

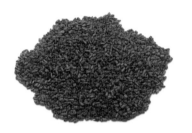

決明子

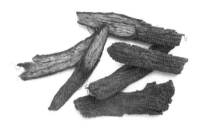

丹參

有的女性腰圍比以前已經大了好多，同時血脂也高了，肝臟也出現了問題，在喝水時可以加點料，用決明子和丹參煮水喝。決明子具有清肝明目、潤腸通便的功效。決明子涼潤，對高血脂、高血壓伴有便秘症狀的人很有益處。丹參能活血祛瘀，對心、肝都有保護作用。在家煮的話，10克決明子加5克丹參即可，或泡着喝也可以。

食物清血毒

在平時的生活中，有不少的食物具有清除毒素、淨化血液的功效。

食物	作用
蔬菜	蔬菜中含有大量鹼性成分、可溶解沉積在細胞中的毒素，使之隨尿排出，因此蔬菜是血液的最佳「淨化劑」。
海帶	含有豐富的海帶膠質，能促使人體內的放射性物質排出。
綠豆	具有解百毒的功效，煮湯飲用或做米粥時放入綠豆，效果甚佳。
蘑菇	排泄毒素的強手，也是淨化血液的高手。
木瓜	木瓜中含有豐富的木瓜蛋白酶，它可以分解體內的廢物和積累的脂肪，然後清除之體外。
蘋果	富含果膠，可以清除體外多餘的脂肪，還具有清胃腸便秘的功效。
豬血	富含血漿蛋白，經胃酸與消化酶分解後產生解毒物質，並對多種毒物有效。
黑木耳與茶葉	均含有淨化血液的成分，經常食用有利於血液純淨。

綜合蔬菜汁是淨血「高手」

　　人體正常的血液是清潔的，但由於環境污染，食物中殘留農藥和激素，以及肉、蛋等酸性食物產生的酸毒，還有人體新陳代謝中不斷產生的代謝物，都能進入人體血液中形成血液垃圾，使血液各項指標異常，並最終造成血瘀體質。

　　對女性來說，含有各種代謝物及毒素的血液不僅損害容顏；如果蓄積體內還會產生異味，使人臭穢不堪；甚至損傷組織器官，可形成多種慢性病，比如糖尿病、冠心病、高血壓等。更嚴重的是，體內的毒素還能破壞人體的免疫力，可讓人體正常細胞突變，從而導致癌症的發生。由此可見，想要健康長壽，淨血就顯得至關重要了。

　　下面介紹一款淨化血液的綜合蔬菜汁：

綜合蔬菜汁

材料　胡蘿蔔1條，芹菜2根，番茄1個，檸檬1個。

做法　將胡蘿蔔與檸檬的皮去掉，再與其他材料一起榨汁飲用。

功效　胡蘿蔔汁內含有大量的胡蘿蔔素，這種物質會在人體內轉化成維他命E，進而清除人體自由基，並阻礙其生成，同時提高機體免疫能力，具有預防血栓、動脈粥樣硬化以及抗衰老等功能。而番茄性甘、酸、微寒，能生津止渴，健胃消食，涼血平肝，清熱解毒，淨化血液。此外，兩者與芹菜，檸檬合製成汁，也可降低膽固醇，淨化血液。

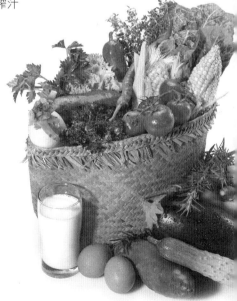

水果養血，
吃對時間

要想身體健康，飲食細節是不容忽視的。要在對的時間吃對的食物，這樣才能保證身體時刻處於健康狀態。有的女性，喜歡吃零食，飲食沒有規律，這樣對身體的傷害非常大。

現在人們的健康意識逐漸提高，每個人都想讓自己的身體健康，可是，有的時候身體不知不覺就會出現狀況，這與科學飲食有很大關係。

飯後立刻吃水果不對

不要小看吃水果，它也有一定的學問在裏面。有的人飯後愛吃一個新鮮的水果，把水果當成餐後甜品，認為是健康的吃法，倍加推崇。可是，飯後馬上吃進的水果會被食物阻滯在胃內，水果在胃內停留時間過長，就在胃內發酵。自然而然就會引起腹脹、腹瀉或胃酸過多，便秘等症狀。

體質不好的人，特別要注意在對的時間吃對的食物。

食用水果的宜忌

酸性水果忌魚蝦

魚蝦等水產品多是高蛋白和高鈣的食物。所以水果最好不要跟魚蝦之類同時吃，由於鞣酸能沉澱蛋白質，產生不容易消化的物質，如果嚴重的話，還會引起胃潰瘍。

空腹不吃「柿橘楂」

　　有些水果不應該空腹食用。「柿橘楂」就是其中的幾種。柿包括柿子和番茄；橘就是橘子；楂是山楂。番茄中的一些物質在空腹吃時，會與胃酸相結合從而使胃內壓力升高引起脹痛；而柿子裏的某些物質容易與胃酸凝結成「柿石」，同時患有膽結石、腎結石的病人在吃柿子時要慎重，避免病情惡化；橘子中含有大量糖分和有機酸，空腹吃也容易產生胃脹、呃酸的症狀。山楂可以消食健脾，如果空腹吃，跟胃酸在一起，兩酸併一酸，肯定會引起胃痛。

多吃當季水果

　　女性在選擇水果時要多選擇當季水果。現在雖然科技發達了，溫室大棚等給大家提供了吃反季水果的條件。但是，也意味着要吃更多的農藥化肥。

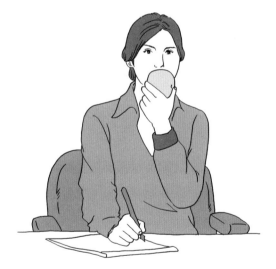

「前一後二」補胃佳

　　在吃水果時，要注意時間段，吃水果最好在晚飯後兩小時之後，或臨吃飯前一小時，這樣不但有助於身體吸收營養，又不會讓主食和水果相互影響。

在對的時間吃對的食物

女人愛美，人人皆知，有些女性在減肥的路上，嘗試了很多方法。經過研究證明，在不同時間段選擇不同食物，也是非常重要的環節。

早餐選擇低加工食物

以少油及低加工食品當早餐，可以避免帶給身體太多負擔，也可以補充均衡營養。吃完早餐，還沒到午餐時間卻感覺自己的肚子有些餓了，此時可以用水果代替餅乾糖果等點心，不但可以暫時止餓，還可以順帶補充身體所需要的營養素。

午餐多蔬果

午餐的內容以蔬菜水果為主，並搭配適量的蛋白質及澱粉，避免選擇過度油膩及加工食品，因為蔬菜中的纖維質可以幫助腸胃消化，並對維持良好的消化道系統很有幫助。

解饞下午茶

由於下午工作時間比早上長，到了午後總是特別容易嘴饞，與其吃些垃圾食物當點心，不如吃健康的堅果類，這樣可以解饞也可以補充不飽和脂肪酸及礦物質。等到快下班的時候，可以喝點茶水。

晚餐少吃點

下班回家後少吃一點，可以提高睡眠質量。

飲水排毒，
為身體減負

人體內的水佔體重的 2/3，血液中的水含量更是高達 80% 以上。人體血液的新陳代謝絕大部分都是水週而復始地去舊換新；因此，要想讓血液乾淨，自然就要勤給身體更換水分，要讓血液充足，不瘀積，更要有充足的水分才行。

包女士大學時期被稱為「駱駝」，為什麼？因為她一整天一滴水不沾，也不覺得渴。在畢業十年的同學聚會中，包女士感嘆自己老得特別快，皮膚粗糙乾燥，還脫皮。其實是因為她平時不喝水。雖然自己不覺得渴，但身體的確需要更多的水分。不光皮膚，還有隨之而來的便秘、月經顏色發黑等都跟這有關係。

喝水有講究

喝水也是有講究的，不是每天簡單的多喝幾杯水就完了；喝多少，怎麼喝，什麼時間喝，都有學問在裏面。要遵循大原則就是「不渴也喝，不能多喝，早上一杯，一天八杯」。

其實喝水和吃飯一樣，也是可以定時定量的，不要等到覺得渴的時候再喝，應當提前補充水分，做到防患於未然。當覺得自己渴的時候，也要注意一次不能多喝。特別是大口大口地飲水，是非常不可取的。這樣的話會帶入過多的空氣，讓胃腸道飽脹，增加胃腸道的負擔。

還有一些女性喜歡在運動過程中大量飲水，此時的胃部就好像是一個裝了水的氣泡，胃隨運動受到水的重力的拉扯，會損傷人體的脾胃，造成胃下垂。因此，當感覺口渴的時候，應當適量多次飲用。

水不是喝越多越好

有些女性認為，水喝得越多越好，其實這是大錯特錯的。因為水會進入人體中的血液，參與體內的各種生命活動。最後大部分水會帶着體內的毒素，經過腎臟排出體外。整個過程，週而復始，從不間斷。

水不但可以帶走體內的毒素，還能帶走一些營養物質。若大量飲水，會過度稀釋血液，營養物質也會被稀釋，從而不能滿足身體的需要；同時大量的水分進入血液，也會讓血液的總量提高，增加心臟的負擔。

科學飲水時間很關鍵

科學的時間飲水，可以有效地排除體內的毒素。當人睡了一整夜，水分就會大量缺失，同時血液中的毒素濃度會很高。所以，早上起床是飲水最佳的時間。如果能在早飯前半小時喝上一杯溫開水，水分會遍及全身組織，以稀釋血液中的毒素，並加快毒素的排出，防止血液中的毒素濃縮形成血栓，也能保證分泌足夠的消化液，為早餐做準備，所以說早上這杯水是非常重要的。

同樣的道理，午飯前和晚飯前半小時也應當提前補充水分，為進食做好準備。在睡覺之前建議不要喝太多的水，因為睡前喝太多水會造成眼皮浮腫、夜尿多，睡眠的質量會受到很大的影響。

正常人一天飲水範圍

正常人每天飲水多少適合呢？要保證身體水分充分的話，至少要1000毫升。

當然，除了喝白開水以外，像豆漿、骨頭湯、綠茶、優酪乳、菌湯等也是很好的水分來源。

就地取材，調補血虛

人常說：百病之源是血液。因為血液是維持生命的「原動力」。如果血液不健康，身體就會出現一系列問題，疾病就會侵入體內。人們的健康就無法得到保障。因此，血液健康是健康身體的第一要素。

對於女性而言，大部分疾病的侵入是因為體內血虛，從而導致身體不適。血虛主要是指血液不足或血的濡養功能減退，導致臟腑經脈失養的病理狀態。因此，女性必須把調補血虛當成一件大事情來辦。

當歸生薑羊肉湯治血虛

薛女士往往天氣一轉涼就渾身冷，或經常全身酸痛、精神不集中、疲倦乏力、記憶力差等等。中醫師看診時發現，其舌苔淡、苔薄白，脈弱。並發現其每次生病都是在天氣突然變化，或過於勞累之後，而一般只需要稍微調理一下就能恢復過來。於是斷定她是血虛。

血虛的人正氣不足，一遇到天氣變化和疲勞就會生病，這也是正常現象。但是如果病根不除，光治表面肯定會反覆發作。

中醫經典《金匱要略》中有個補血經方叫「當歸生薑羊肉湯」，調補血虛、助陽祛寒、溫中暖腎有神奇的功效。

當歸生薑羊肉湯

材料　羊肉500克，生薑30克，當歸5克

做法　將羊肉除去筋膜，切成小塊，再用紗布包住切好的生薑和當歸，一起放在鍋裏燉煮，兩個小時後起鍋，再加點鹽和調料，就可以吃肉喝湯了。

用法　每個星期吃一次。

功效　當歸性偏溫，補血效果好，並且具有養血活血的功效；生薑雖然是調味品，但事實上也是常用的中藥，能溫中散寒，解表發汗；羊肉性溫熱，能溫中補虛，其熱量遠遠超過雞鴨魚肉，甚至牛肉，因此從古至今一直都是補陽禦寒的最佳食品。三樣東西配合起來，具有溫中補血，祛寒止痛的作用。這道風味獨特的湯膳對普通人來說最為適用。而體質虛寒，營養不良的人，更可以經常喝。

當歸生薑羊肉湯，根治痛經

　　有些女性因為痛經，變得面色萎黃，唇色淡白，查舌質淡、脈細無力，其實也是血虛引起的。

　　血氣不足，經絡失於榮養，就容易發生痛經。中醫講「不榮則痛」，也就是說的這個道理。治療這種痛經要「以補為通」，給身體進補扶正。醫治的方法仍然是當歸生薑羊肉湯。只要長期喝，痛經就能根治。

　　與調理身體不同，醫治痛經時需要加藥量才能奏效，即當歸45克、生薑45克、羊肉500克來服用。

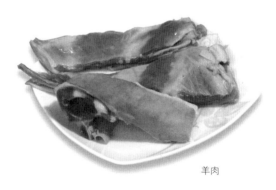

羊肉

水生土長食材，
活血養陰

　　水是生命之源，水裏生長的食物可以補氣養血。而大地是人們日常起居不可少的場所，地底長的食物也可以補氣養血。

　　水裏生的物種稟含水氣、陰氣，可以通利血脈、補血滋陰；而土地生長的物種不但陰氣足，稟含的地氣還與人體的脾胃之氣相符，可以健脾益氣生血。所以，女性陰血不足，以及陰津虧損者，都可以多吃一些水生土長的食物。

女性陰氣不足的狀況

　　女性的血虛、貧血都可以說是陰血不足引起的。

　　這裏所說的「陰」字怎樣理解呢？中醫把無形的歸為陽，有形的歸為陰。氣能溫煦週身，可是它沒有形狀，就像陽光一樣，為陽。血能滋養五臟六腑，就像水在地底下灌溉大地，使之不乾涸，因此為陰，即「陽化氣，陰成形」。

　　由於大多數女性的血屬陰，所以血虛就要及時補血，要多吃一些滋陰的食物。

　　中醫有一種病症叫做「血枯」，即人體的血衰少，或瘀滯不暢，它主要表現在女性月經方面，比如：血少經閉，月經延遲，並且經量較少。要如何解決呢？正確的答案是用陰性的食物以活血養陰。

水生食材補血效果強

烏鰂骨活血通經

　　烏鰂骨即烏賊骨，它還有個名字叫海螵蛸，是收斂止血藥，可以治療各種出血症狀，比如：吐血、衄血、便血、嘔血、崩漏等。同時它還可以活血通經，治療女性血枯經閉，傷肝的病症。由於烏賊生活在海底，因此可以用它的陰性和活血的功能，可以把女性鬱閉的血打開。

治療血枯方

出處	《素問》
材料	烏鰂骨、蘆菇、雀卵液各適量
做法	4份烏鰂骨和1份蘆菇，用雀卵液攪均勻，搓豆子一樣大小的藥丸。
用法	用鮑魚汁引服，飯前食用5粒。
功效	治療血枯。

牡蠣益精生血

　　牡蠣，也叫海蠣子、牡蛤，屬生活在淺海泥沙中的貝殼類軟體動物。牡蠣味鹹，性微寒。通常海鮮類都具有海的鹹腥味，鹹味入腎，可以益精生血，適用於陰血不足症。牡蠣秉承的是陰氣足，它的微寒之性能夠滋補腎水，同時可以起到補陰的作用。

　　血虛之人有一個共同的特點，就是神思恍惚，目光發直，總會走神。另外，陰血不足，也容易化火，虛火漂浮不定，人就會心神不安，驚悸失眠，即「血不養神」。

　　此時需要益精生血，滋陰養血，才能把神定住，血足神自安。據《食經》中談到，牡蠣可「治夜不眠，意志不定」。也就是說牡蠣有助於補血滋陰，是安神養血的上品。

　　在人體的五臟中，肝最容易生風，因此水中的物種大多都有益肝臟的作用，再加上它們本身就具有陰性，所以，它們的補血滋陰效果非常好。

牡蠣還有很好的固脱收斂作用，可以用於滑精、崩漏等。

但牡蠣一般不要多吃，如果吃得太多會造成便秘。

土生食材健脾益氣生血

地屬陰，土裏長的藥食同樣陰氣足，大多數有滋陰的效果。它們由於生長在土裏，便稟含一種地氣。人體中，脾胃在五行中屬土，地氣在人體內由脾胃所主；然而脾胃又是人體氣血生化之源，脾胃之氣足，血自然就會生化得多，因此，這些食物都具有健脾、和血、滋陰的功效。生活中常見的土裏生長物有山藥、紅薯、胡蘿蔔等。如果您的血虛不足，特別是氣虛的女性，要多吃一些土裏生長的物種，可以起到健脾益氣生血的作用。

山藥粥

材料　山藥、米適量

做法　先將山藥去毛去皮洗淨，切成3~4釐米長的段，每天晚上做米粥時與米一起煮熟食用。

拔絲山藥

材料　山藥500克，白糖100克，枸杞子、青紅絲、植物油各適量

做法　將山藥去皮洗淨後，切成棱塊；枸杞子洗乾淨，剁碎。鍋內加植物油，燒至六七成熱時，再將山藥入油中炸至內軟外硬呈金黃色時，撈出控淨油；鍋內留油適量，再加入白糖，炒至糖液淡黃色出絲時，加入炸好的山藥，在鍋內翻勻，撒上青紅絲、枸杞粒即可。

功效　養血止咳。

紅糖，
養血保健實惠多

　　對女性而言，紅糖是最安全、最便宜、最實用的保健品。它可以讓女性面色紅潤，同時具有排毒美白的功效。有關研究發現，每1000克紅糖含鈣0.9克、鐵0.1克，而鈣、鐵又是人體必要的礦物質與微量元素。

紅糖功效自古皆知

　　紅糖這兩個字，最早出現在唐代《新修本草》中「甘蔗」條下，記述「取法以為砂糖，甚益人」；李時珍撰著的《本草綱目》中「砂糖」條下記載：砂糖「和脾緩肝，補血、活血、通瘀以及排惡露」。中醫學認為，婦女產後身體多瘀（循環不暢），並且八脈空虛，每至腹痛。凡偏瘀者，醫師常處以生化湯、失笑

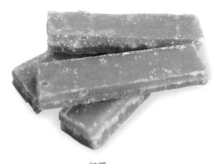

紅糖

散或金鈴子散，並且囑在藥煎好後，以紅糖調服，目的就是利用紅糖「通瘀」或「排惡露」的作用，從而達到止痛的目的。

　　有一個女孩，身體瘦弱，每次來月經的時候肚子都會疼痛，全身冰涼。中醫師吩咐她每次來月經的前幾天，喝紅糖水，一天連續幾杯。結果，她肚子就不疼了。

紅糖用處多

　　紅糖中提煉的天然成分「糖蜜」具有排毒美白的功效。它能夠進入有毒細胞內，將過量的黑色素從真皮層中導出，然後通過全身的淋巴組織排出體外。同時，「糖蜜」具有強抗氧化功能，有助於對受損細胞進行修護，還原健康細胞。被蜜蜂螫了以後，傷口處馬上就會變得又紅又腫，疼痛難熬；此時，用紅糖融化後塗在紅腫處，不久疼痛就會減輕，紅腫也會逐漸退卻。

　　秋冬季節寒冷乾燥，皮膚會因為失水引起全身瘙癢，用紅糖水洗擦，然後再清潔皮膚，可以有效地減輕乾燥、瘙癢的感覺。

紅糖溫經通脈、化瘀止痛

紅棗杞子木耳湯

材料	黑木耳30克，紅棗5顆，杞子15克，紅糖50克
做法	一起煎服即可。
食法	每天2次。
功效	經常服用，可以有效驅除黑眼圈。

紅糖黨參赤小豆湯

材料	赤小豆30克，丹參15克，黨參30克，紅糖適量
做法	將材料一起水煎後取汁，再加紅糖。
功效	經常食用可以讓膚色滋潤。

燕窩蜜棗湯

材料	蜜棗15克，燕窩15克，紅糖適量
做法	先將燕窩（燕窩食品）用清水泡開除去雜質，與蜜棗（去核）同時放入鍋內，加水適量煮至蜜棗爛熟，然後再加入紅糖食用。
功效	具有養顏和去除皺紋的功效，使膚色光澤滋潤。

紅棗，
女性最好的補品

有一位76歲的老人，皮膚保養得相當好，紅光滿面，雖然看上去有些皺紋，但都是一絲絲的紋路，並且皮膚沒有起褶皺。其秘訣：一是什麼事情都要想開了，二是吃了幾十年的紅棗。

人之所以活着，靠的就是氣和血。可是，大多數女性比較容易貧血，產婦、久病的女性就更容易發生血虛。其通常表現是面無血色，血虛無以滋養肌肉，所以導致四肢乏力，偶爾還會出現咳嗽、氣喘等症狀。對於一些體質虛寒的女性而言，每天多吃一些大棗，或將大棗和其他的補品熬成粥，對補血補氣有很顯著的效果。

據《神農本草備要》記載，大棗能「補中益氣，滋脾土，潤心肺，調營衛，緩陰血，生津液，悅顏色。」大棗能幫助人體十二經絡暢通，補氣，補陰，並且對四肢乏力、驚悸等症，都有很好的治療作用。

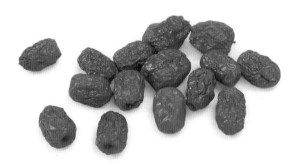

紅棗

棗的營養豐富

棗，性溫，味甘，入脾、胃經。在民間有「五穀加小棗，勝似靈芝草」之說。中醫學認為：棗可以養血、益氣、安神、潤心肺、補五臟、治虛損，常將棗用於補氣補血的藥方中。

據現代醫學研究表明，鮮棗中的蛋白質含量較梨高11倍左右，糖和脂肪的含量是梨的2倍，鮮棗的含糖量高達20%~36%，比製糖原料甘蔗、甜菜的含量還高。然而，更重要的是：鮮棗中的維他命C和維他命P含量最高，居各種果品之冠。並且在鮮棗中，維他命C的含量比柑橘高7~10倍，是蘋果的75倍。

檸檬是人們公認的含維他命C豐富的代表，但是和鮮棗相比，卻遜色了十幾倍。維他命C對健全人體的毛細血管，防治血液病、心腦血管疾病都有一定的作用。如果女性缺少維他命C，身體就會感覺到疲勞倦怠，甚至會產生壞血病。所以，女性經常多吃一些大棗，既可以使面色紅潤，又可以容光煥發。同時大棗中的維他命A、維他命B_1、維他命B_2的含量也很高，故棗有「活維他命丸」的美稱。

另外，大棗中所含的磷、鈣也比一般的果品高2~12倍。同時大棗中還含有人體內參與生理代謝的激素，即環磷腺苷。大棗中還含有14種氨基酸，6種有機酸，36種微量元素等。大棗還是一種天然的美容護膚品，富含抗氧化維他命，具有延緩衰老的作用。

不管是從健康學的角度，還是從美容的角度而言，大棗和女人有着頗為密切的關係。

美容養顏的生薑紅棗茶

大棗的做法有很多種，可以放在粥裏，也可以放在菜裏，最為方便的就是用3顆大棗泡水喝，這對於上班女性來說，是最為簡單、最實用的方法了。

生薑紅棗茶

材料　紅棗5顆，生薑3片，紅糖適量

做法　先取紅棗冷水下鍋煮，等水開後5分鐘，加入生薑再煮5分鐘，起鍋後加適量的紅糖。

用法　生薑紅棗茶最好早上喝，必須喝熱的。因為晚上吃薑對身體不好。

功效　薑具有強烈的辛辣氣味，被中醫認定為「風邪」的剋星。薑含薑辣素、揮發油、氨基酸以及豐富的維他命A、維他命C。除了散風，防寒之外，祛寒功效顯著，

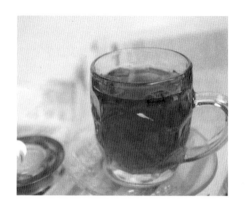

還能驅走輕微的感冒、發燒、頭痛、咽喉痛。薑的辣味愈強，效果愈好。

生薑紅棗茶最適合女性在冬天飲用，可以改善手腳發冷的狀況，同時還具有暖胃散寒、美容養顏、養血補氣的功效。

備註　紅糖不能放在鍋裏煮，如果煮久了，會發生化學反應。

紅棗的食用宜忌

雖然大棗很好，但也要分對象，體質虛、寒涼的女性可以多吃，本身比較燥熱的人就不適合多吃。由於大棗甜，多吃容易生痰，生濕，從而導致水濕積於體內，會加重水腫症狀。外感風熱引起的感冒、發熱以及腹脹氣滯的人，也不宜食用。同時，因為大棗含糖量豐富，糖尿病患者不能吃。

玫瑰花，
活血護肝有奇效

　　玫瑰花，是一代女皇武則天非常鍾情的花，她每天早晨必飲玫瑰花露，睡覺前將臉及全身敷上玫瑰花瓣；所以，在她年過六十的時候，看上去仍舊面若桃花，粉紅細嫩，全身散發陣陣的香氣。

　　據史書記載，四大美女之一的楊貴妃，也非常善用玫瑰花來養顏。她不但喜歡在沐浴時往浴池裏放玫瑰花，還在她房間的地上，以及她從房間走到浴池的路上，鋪滿了各種各樣的玫瑰花瓣。

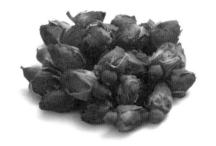

玫瑰花

玫瑰花，理氣疏肝化瘀

　　玫瑰花是著名的理氣藥，是疏肝理氣常用的食物之一，尤其適合氣鬱體質的人使用。在中醫看來，人體的「氣」主要靠肝來調節，肝氣鬱結是女性最常見的體質類型，為什麼呢？因為女人月經、懷孕、哺乳，一直到最後的衰老都和血有關，具有週期性耗血的特點，而血藏於肝，肝血耗損自然容易引起肝臟功能的紊亂，從而導致肝氣鬱結。

　　玫瑰花除了理氣之外，還有另一個主要作用就是化瘀。

　　《紅樓夢》中有一段是説寶玉被父親暴打，傷勢很重，於是，他的母親王夫人拿出了一瓶叫玫瑰清露的東西，給寶玉療傷。王夫人把玫瑰清露交

給寶玉的丫鬟襲人的時候，還特別叮囑她說，這是「進上」的，由此可見有多麼珍貴難得了。而且《紅樓夢》裏還說，寶玉服用了玫瑰清露之後，是「一日好似一日」。那究竟是什麼原因讓寶玉的病這麼快就好了？正是因為玫瑰花的活血化瘀功效。

而在現實生活中，人之所以長斑，與肝血不足和肝氣鬱結均有很大的關係，因此中醫將黃褐斑叫做肝斑。所以說女人不一定非要靠高檔的化妝品來維持表面的靚麗與光鮮，也可以通過一杯玫瑰花露，或是一次玫瑰花浴，讓自己容光煥發起來。

玫瑰花，女性健康的守護神

對女性而言，玫瑰花可以起到增加人體香源的作用，讓女性保持雅致的清香，從而消除了汗臭、口臭、體臭等。

除此之外，中醫認為：鮮花草木，以其色、香、味構成不同的「氣」，對人的身心具有治療的功效，玫瑰花香味濃郁，對人的身心健康大有裨益，對生活、工作、學習壓力大的人群，都有很大的幫助。

玫瑰花是歸肝經的，女性的乳房、生殖器等都是肝經循行的部位，因此，玫瑰花的香氣是一種非常性感的味道。有人曾經說過：自然界最能瞭解女性、最像女人、最適合女人使用的花卉，非玫瑰花莫屬。可見，玫瑰花確實是女性健康最好的守護神。作為女人，一定要懂得利用玫瑰花來為自己的健康與美麗加分。

玫瑰花，疏肝解鬱好幫手

人體的肝經主要分佈在從人體小腹向上經過胸脅兩側和乳房，再從頸項兩側向上到頭頂的部位。肝氣鬱結的人一旦生病，經常會出現胸脹痛或竄痛。女性會出現小腹脹痛以及乳房脹痛，也會引起月經不調、痛經等症狀。如果氣鬱結在咽喉的部位，便會出現喉嚨有異物，但咳又咳不出來的

症狀；如果氣鬱結在頭部，就會出現頭暈、頭痛等。這些都是肝氣鬱結的表現。如果女性面臨這樣的症狀，該怎麼辦呢？下面推薦一款疏肝解鬱的美食。

玫瑰花烤羊心

出處　《飲膳正要》

材料　鮮玫瑰花50克（或乾品15克），羊心50克，食鹽50克。

做法　將鮮玫瑰花放入小鍋內，加入食鹽，煎煮10分鐘，待冷備用。將羊心洗乾淨，切成長5釐米、寬3釐米、厚1釐米的小方塊，穿在燒簽上。邊烤邊蘸玫瑰鹽水，反覆在明火上烤炙，烤熟稍嫩即可。

功效　疏肝解鬱。

方解　動物臟器是「血肉有情之品」，以臟補臟，容易產生「同氣相求」的效果。所以這裏的羊心主要是用來補心的。由於心具有「主血脈」的功效，經常愁眉不展，難免心血不旺。「肝藏血，心行之」，心血不充盈，也就難以正常運行肝臟所藏之血，久而久之，使肝氣鬱結，變得急躁易怒。也正是因為心與肝的關係異常密切，因此，人們常用「心肝」比喻親近、最疼愛的人。

玫瑰花的保健功效

玫瑰花象徵愛情，象徵美麗。殊不知，玫瑰花還具有保健的功效。

玫瑰花瓣用開水沖泡，代茶飲，可以治療肝胃氣痛；

鮮玫瑰花搗成汁，和冰糖一起燉，可以潤肺止咳；

玫瑰花去其芯蒂，焙乾研末，取3克和酒服用，能治療腫毒初起；

玫瑰花亦可以用來治療跌打損傷。

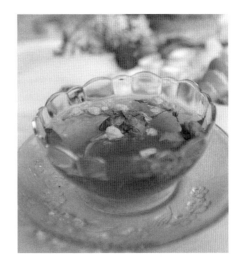

第**4**章

起居有度 養肝養血............

很多人不注意健康的生活方式，隨之而來的就是疾病的侵入，身體健康亮起紅燈。其實，生活中的每個細節、每個習慣都很重要，只有起居有度，遠離不良生活方式，健康才會時刻圍繞在你的身邊。

不熬夜，身體好

如今，人們的生活節奏加快，常常覺得白天的時間不夠用，就特意利用晚上的時間去做白天未完成的工作，還有酒會、上網、打機等等活動，久而久之，也就養成了晚睡的習慣。殊不知，這樣的生活習慣直接威脅到身體的健康。

對於大都市的「晚睡一族」，他們雖然知道熬夜會對身體造成傷害，但仍然一如既往地加入熬夜的行列。其實熬夜最容易耗傷陰血，讓人的記憶力下降、頭昏腦脹，會影響女性的生理規律，更嚴重的是還會誘發癌症。

人體器官排毒時間表

中醫學認為：晝為陽，夜為陰；陽主動，陰主靜。也就是說，白天是人類進行各種活動的時間，而夜晚是充分休息的時間。「日出而作，日落而息」，這是人類長期以來適應環境的結果。科學研究證實：晚上21:00~23:00是為免疫系統排毒時段；23:00~01:00是為肝排毒時段；凌晨01:00~03:00是為膽排毒時段；凌晨03:00~05:00是為肺排毒時段；05:00~07:00是為大腸排毒時段。因此，無論你是通宵不眠還是熬夜到凌晨兩三點，都會對身體造成很大的傷害。

時間段	排毒器官
21:00~23:00	免疫系統
23:00~01:00	肝
01:00~03:00	膽
03:00~05:00	肺
05:00~07:00	大腸

熬夜對身體的傷害

有些人會說，熬夜最多也就是第二天沒有精神而已，應該沒有這麼誇張吧！事實究竟怎樣？長期熬夜會導致人頭暈腦脹、記憶力減退、注意力不集中、健忘以及頭暈、反應遲鈍、頭痛等症，時間長了，還會出現神經衰弱、失眠等問題。

中醫講：「肝開竅於目」。過子時不睡，容易引起肝虛，也會出現視物模糊、老視、夜盲、畏光、迎風流淚等症狀，還會形成青光眼、白內障、眼底動脈硬化等疾病。由於人在睡眠時，對血液的需要量會減少，因而就會有部分血液儲藏到肝臟。

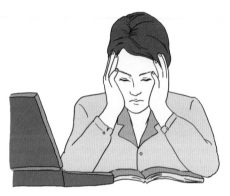

當人體從事各種活動時，血液便會及時運行到所需要的部位，所以眼睛得到血的營養，才能看見東西。如果長期熬夜耗傷陰血後，眼睛會出現紅血絲，長時期熬夜的人還很容易患上眼部疾病，這都是熬夜耗傷陰血的結果。靜臥後血在肝儲藏，如果不睡覺血就到不了肝臟，所以最終耗傷的是「肝血」，也就是中醫所說的「肝陰血虛」，肝陰血虛後會出現眼睛乾澀，視物模糊，膝蓋酸軟，情緒不穩定等各種不同程度的狀態，還容易出現頭暈、失眠等。

長期熬夜還會改變身體原有的生物鐘，引發人體生命節奏發生紊亂。這種紊亂將會導致一系列內分泌功能的失調，進而會影響女性的排卵週期。一旦排卵週期被打亂，就可能出現月經不規律，隨之會使孕激素分泌不平衡。

中醫臨床上普遍認為：工作壓力大、情緒緊張、熬夜導致睡眠不足以及不良的飲食習慣等因素，都會導致人體的內分泌失調，也是乳腺增生疾

病高發的主要原因。其他女性高發的腫瘤，比如子宮肌瘤、子宮內膜病變等，都與雌激素、孕激素的分泌異常有密切關係。因此，愛美的女人，盡可能不要熬夜，如果迫不得已，那就在白天盡量把睡眠補回來，同時要根據自身的生物鐘來調理。

熬夜前後的調養

對於不習慣早睡的人而言，最遲也要在01:00的養肝時間段進入熟睡期。如果實在由於工作、家庭事務的原因非要熬夜的話，可以在熬夜前後做適當準備，能相對減少肝的傷害。

熬夜前後要按時進餐，要保證晚餐的營養；多補充一些富含維他命或含有膠原蛋白的食物，有助於皮膚恢復彈性和光澤；魚類、豆類產品具有補腦健腦的功能，也應納入晚餐食譜；為避免肝火過旺，飲食應該偏重清淡。

女性在熬夜過程中，要注意多喝水，可以喝枸杞大棗茶或菊花茶，不但補水還具有祛火的功能。

養肝最重要的是要保持情緒愉快，心情愉快會影響肝經活絡順暢，如果經常發脾氣或心情鬱悶的話，就很容易讓肝火上升；肝火太旺就容易氣滯血瘀，也可能會導致血壓升高。因此，在夜晚工作時要保持愉快的心情和高昂的情緒。

熬夜後，最重要的保護措施是「把失去的睡眠補回來」，保證每天睡眠時間不少於7小時，這樣才能維持睡眠中樞生物鐘的正常運轉。如果做不到，中午休息10分鐘也非常有用。

還可以進行適量的戶外運動，有助於身體健康和精神的愉快，也是擺脫熬夜後萎靡狀態的好方式。

避免輻射，
遠離「血液殺手」

　　隨着社會的發展，人們生活水準不斷提高，每家每戶都有四五件電器。可想而知，輻射隨處可在，時刻威脅着人體血液的健康循環。現代人個個有手機，尤其是年輕人，不帶着手機就感覺丟了魂似的。電腦、電冰箱、電磁爐……這幾乎都是我們日常可能接觸到的。

現代人的「無形殺手」

　　柴小姐是個開網店的青年。有次她來找中醫師看病，但是她也不知道自己得了什麼病，就是感覺一天暈乎乎的，時常頭痛，感覺很累，記憶力也不如以前了，希望中醫師給她調補身體。

　　按理現在的年輕人精力都比較旺盛，除非是強體力勞動或長時間不休息的腦力勞動者，才可能出現這樣的情況，但柴小姐都不屬於。中醫師覺得奇怪，看到柴小姐一邊看病，還不停看手機，便問柴小姐平時撥打電話的情況。柴小姐承認，由於工作性質，整天電話不斷，習慣把手機拿在手上。不僅如此，幾乎每天都離不開電腦，早上開始工作一直到晚上，幾乎是12個小時對着電腦。到了節假日，幾乎每天用電腦和手機的時間會超過12個小時。

　　柴小姐曾做過一些檢查，也沒有查出什麼大問題。中醫師瞭解了柴小姐的真實情況後，認為柴小姐的問題很可能跟其生活習慣有關聯，建議她每天在電腦前工作不超過4個小時，用藍牙耳機接電話。

　　一個月後，柴小姐來覆診，她的身體情況果然好轉了不少。

手機，使用有學問

使用手機，是有一定講究的。國外的專家給出了關於安全使用手機的建議。

最關鍵是別貼着耳朵打電話。如果手機在離身體5釐米外的地方，手機的電磁場振幅的強度是原來的1/4。所以最好用耳機接打電話。也不要在信號不好的地方接打電話，比如：地鐵、火車、公共汽車上，因為這些地方手機不斷嘗試連接中斷的信號，會讓自身的輻射增加到最大值。

有些人還喜歡把手機掛在胸前，睡覺時還把手機放在枕頭旁邊，這也是錯誤的，如果在家裏就把它放在桌子上，響了也能聽到，一點都不耽誤接聽電話和按鬧鈴。快沒電或充電時最好也不要打電話，因為在這兩種情況下，手機輻射是最大的。

電吹風，「輻射大王」

家用電器中的電吹風也是人們比較容易忽視的，也具有輻射性。像前面説的電腦、手機輻射，大家可能都認同。但電吹風居然也有輻射，雖然不接受什麼信號，可實際上它才是「輻射大王」。

通常家用1000瓦的電吹風，所發輻射是一般家用電器的很多倍。電吹風的使用特點是對着頭部，並頻繁開關。這系列的活動都會產生電磁波，會對人的中樞神經起到干擾的作用，久而久之，就會引起頭暈、乏力等症狀。因此，在使用電吹風時，也要注意使用方法，比如打開和關閉時，不要放在頭的旁邊，盡可能離大腦遠一點。

抗輻射的食物

如果你身邊所處的環境輻射源很多，可以多吃植物油。因為植物油中的油酸可以促進造血系統的再生功能，同時可以防止輻射損傷。

也可以適當增加飲水量，加速放射性元素的排泄。

也可以在看電視或用電腦的時候，喝一杯綠茶，或吃一個橘子，因為這兩種物質裏面的酶和抗氧化成分都可以幫助人們抵禦輻射。

在平時的飲食中也可以多吃番茄、海帶、瘦肉、胡蘿蔔、動物肝臟等富含維他命 A、維他命 C 和蛋白質的食物，幫助身體增強防輻射的能力。

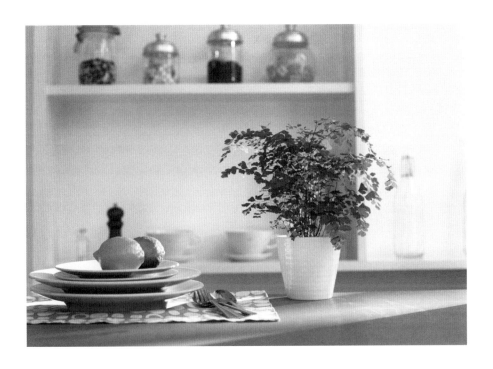

手機電腦久視，傷眼又傷肝

當今社會人們的工作壓力越來越大，不管是白天還是夜晚都是圍繞着手機、電腦而生活，全部身心仿佛與手機、電腦融合在一起。豈不知，久視傷肝也傷血。因此，現在的人們一定要注意適當的休息。在保護肝臟的同時，也可以保護眼睛。

中醫認為：肝開竅於目，目之所以具有視物功能，全依賴肝精、肝血的濡養、肝氣的疏泄。據《靈樞・脈度》說：「肝氣通於目，肝和則目能辨五色矣。」「肝的精血充足，肝氣調和，眼睛才能發揮視物辨色的功能。如果過度用眼自然就會耗損肝血。

其實肝臟就好比是身體裏的一個血庫，倘若血庫裏的血液不充足，就會出現眼睛乾澀、視物不清、腰膝酸軟、小腿抽筋、手足無力、手指不靈活、皮膚出現斑點、情緒不穩定，月經不調等一系列問題，那麼，這一系列問題的禍首便是「久視」。

手機電腦族久視，傷肝也傷血

現實生活中哪些人容易久視？就是手機、電腦一族了。顯示屏有很強的輻射，總是久視的話，就會出現頭痛、頭暈等現象，肝也會受到衝擊，如果肝氣不舒，身體的氣血運行就會紊亂，從而就會出現頭痛、頭暈等病狀。

　　據《黃帝內經》記載：「久視傷血，久臥傷氣，久坐傷肉，久立傷骨，久行傷筋。」千萬別忘了，在養生秘訣中有一句「不妄作勞」，「不妄」也包含了過度的意思，中醫就講究一個「中」字，也就是適度的意思。

手機、電腦一族，該怎麼養肝呢？

　　對於長期工作在電腦前的女性，要經常適當換換姿勢，要經常按摩穴位。如果經常伏案工作的話，可以腳踩按大腳趾和太沖穴、行間穴。如果能放下手裏的活，那就閉目養神，同時踩按大腳趾和太沖穴、行間穴，同時還可以用手揪自己的耳垂和耳尖後上方。也可以在睡覺前用熱水泡腳，同時按壓太沖穴，行間穴。躺在床上也可以用一隻腳的外踝去按摩另一隻腿上的足三里，豐隆穴。

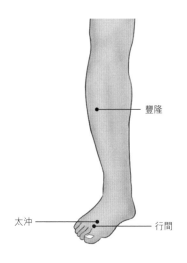

豐隆

太沖　　　　　行間

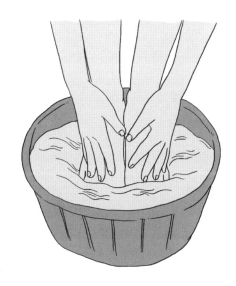

閉目，是保護眼睛的最好方法

眼睛是觀看大千世界變化的心靈窗戶。可是，現代一些白領女性由於工作性質的原因，長期用眼過度，從而就會耗傷肝血，使眼睛變得疲勞，甚至也會影響睡眠質量。

中醫認為：神之機在目，經常用眼用腦的人是很耗神的，所以經常閉目能夠很好地緩解疲勞，還可以起到放鬆的作用，對補養肝血也有一定的幫助。如果能夠養成經常閉目養神的習慣，人也就容易變得情緒平和，到了晚上也就更容易入睡。同時有助於提高睡眠質量。對於心事較多、容易失眠的女性，這也是調理情緒的好辦法。

要想讓閉目養神達到最佳效果，需要做到完全放鬆，也就是健身氣功中所説的「鬆靜自然」。「鬆」是指整個人的身體和精神都放鬆，人在外界的影響下是很容易精神緊張的，有時身體放鬆了，精神仍然處於緊繃狀態，這個時候要慢慢練習深呼吸來幫助精神放鬆。「靜」就是要保持沒有雜念、高度安靜、輕鬆舒適的狀態，而「自然」是指在閉目養神時，呼吸、心情和動作均要保持自然狀態。很多女性晚上會選擇看雜誌、書報等來幫助入睡，其實最好的選擇是閉目養神，這樣能夠讓身體和心情逐漸放鬆下來，也很容易進入睡眠狀態。如果有些女性感覺閉目養神緩解不了眼睛的疲勞，也可以配合做一些眼保健操。

保肝，眼睛才能健康

保肝，顧名思義就是保護肝臟的意思。但不是把肝臟包起來不讓病毒來侵犯。這裏的保肝至少含有三種意思：減輕肝臟負擔，增加肝臟營養和改善肝臟供血。

減輕肝臟負擔

肝臟不但是最大的消化器官，也是人體中一個重要的解毒器官。要減輕肝臟的負擔就得從下面三個方面來減負。

● 肝炎病人的飲食要清淡,容易消化,少吃油膩,辛辣或高蛋白高脂肪的食物,尤其是在肝臟急性炎症期間。

● 要保持胃腸道的通暢,人體內的有毒物質十有八九是來自於腸道中,細菌對食物殘渣的分解。多食含纖維素的食物,比如蔬菜、水果都有助於排便通暢,也可以服用乳果糖抑制腸道內細菌的生長來配合治療。

● 多吃維他命C,維他命B雜來幫助肝臟解毒。

增加肝臟營養

肝臟的營養主要有三種:

● 第一種是葡萄糖,所以除非是糖尿病病人,肝炎通常使用葡萄糖水靜滴。有些病人還專門喝白糖水治肝炎也就是這個道理。但是糖負荷過多的話,就會增加胰島細胞的負擔,因為胰腺是一個很重要的消化器官,如果肝臟有炎症後,消化重擔很多時候就交給了胰腺,如果再過多地增加糖,久而久之胰腺就會受不了,這也是很多慢性乙肝患者合併有肝源性糖尿病的根源所在。因此,肝炎的病人服糖也要適量、適時。

● 第二種是氨基酸,所用的氨基酸有三種,一種是支鏈氨基酸,如肝安,14氨基酸等。它對肝臟有營養作用,而另一種是芳香氨基酸,它對肝臟有損害作用。

● 第三種是肌苷,這是一種核酸類物質,是細胞修復所必需的。

改善肝臟供血

俗話說:「肝藏血」。意思就是在白天活動時,血流向四肢,晚上睡覺時,血藏於肝臟。這句話被現代的動物實驗所證實,相關研究表明:直立體位時肝臟血流量減少40%。運動時肝臟血流量減少80%~85%。因此,在平臥體位時肝臟供血較豐富,另外,慢性肝炎經常也會導致肝血流降低,適當使用活血及擴張血管的藥物,比如:丹參、川芎也能改善肝臟供血。

禁煙限酒，
護肝必知

吸煙、喝酒這些壞習慣直接影響到女性的身體健康，尤其是肝臟。

肝臟是人體最重要的器官之一，在人體內起到「化工廠」的作用，經腸道吸收的營養物質先在肝內處理後才被機體利用；它能夠合成機體所需要的白蛋白、凝血酶等重要物質；能分泌膽汁幫助消化；可以分解體內的一些激素及毒性物質；同時肝臟還是非常重要的抵抗感染的器官。可是，在生活中，有許多的內外因素都影響着肝臟的健康，從而導致肝臟受損。

吸煙對肝臟帶來的危害

香煙中的一氧化碳，會降低人體血液吸收氧氣的能力。香煙中的尼古丁能讓人心跳加快，血壓升高，心臟的承受能力也會減弱，心肌缺氧引起冠狀動脈梗塞，心臟局部缺血（或心絞痛）促進動脈粥樣化累積，因此許多心臟疾病就是從吸煙開始發生的。

吸煙也會加重肝臟的負擔，經常吸煙會影響肝臟的脂質代謝作用，讓血中的脂肪增加，讓良性膽固醇減少，惡性膽固醇增加。

肝臟是一個比較脆弱的器官，如果保護不好就有可能引起疾病。如果病毒一旦侵入肝臟後，肝臟的毛細血管的通透性就會增高，從而導致肝細胞變性腫脹、肝臟內出血、炎性細胞浸潤，因而導致肝臟腫大，正常功能衰退。

所以，應該養護好自己的肝臟，不要給肝臟帶來太大的負擔。否則，就會破壞肝臟的自我淨化血液的功能，從而就會形成惡性循環，嚴重影響身體健康。

吸煙也會引起多種腦部疾病，會減少腦部的氧氣和血液供給，從而引起腦部血管出血或閉塞，導致麻痺、智力衰退及中風。導致中風的原因是吸煙讓腦部血管痙攣，使血液比較容易凝結。因此，吸煙者患腦部疾病的機率比非吸煙者高出2倍。

此外，在抽煙時噴出的煙霧，可以散發超過4000種氣體和粒子的物質，這些物質大部分都是很強烈的刺激物，其中至少有40種在人類或動物身上可以引起癌病。在抽煙者停止吸煙後，這些粒子仍能停留在空氣中數小時，可以被其他非吸煙者吸進體內，也可能和氡氣的衰變產物混合在一起，對人體的健康會造成更大的危害。

飲酒要適量

酒的種類多種多樣，當逢年過節、喜慶歡宴、親朋好友久別重聚，常常會舉杯相祝。適量地喝一點對身體影響並不大，如果長期大量喝酒，甚至酗酒，借酒澆愁就不好了。

酒的主要成分是乙醇，它在胃腸道內能夠很快被吸收，大約90%以上的酒精成分在肝臟內代謝，肝細胞胞質中的乙醇經催化生成乙醛，乙醇和乙醛都具有刺激、損害細胞的毒性作用，可以讓肝細胞發生變性、壞死，從而引發酒精性肝炎、酒精性肝纖維化、酒精性肝硬化和酒精性脂肪肝，極其嚴重的酒精性肝硬化和酒精性脂肪肝，同樣也會導致死亡。因為肝臟處理酒精的能力很有限，因此，少飲酒是對肝臟最好的養護。

如果大量飲酒，並且持續時間較長，那麼，肝臟的損傷就嚴重。酒精對肝細胞的危害可以說是相當直接，任何酒類，都需要經過肝的代謝過程。這樣不但會增加肝的負擔，而且對於慢性肝炎患者而言，還會加速肝硬化與肝癌的進程。並且乙醇會直接毒害肝細胞，影響其結構和功能。為了自身的健康，適量飲酒很關鍵。

少説話，
養氣血長智慧

　　養血其實就是養氣，女人要想養好血，就不能隨意讓氣耗散。少説話就可以防止氣耗散，但並不是讓人刻意少説話，而是告訴大家要有這樣的意識，什麼時候該説，什麼時候不該説，這是生活的智慧，也是養生的智慧。

少説話，就是在養氣血

　　曾經有一位作家説：「女人氣質之美大於形體之美，形體之美大於容貌之美」。常言道：「三分相貌，七分身材」。其實所有的女性，都希望自己擁有苗條的身段。有些女性為了能達到這樣的身材，經常通過節食來減肥，但卻沒有意識到，不吃飯，脾胃就無法工作，也就相當於一台失去動力的機器，時間一長就會生銹。不吃飯氣血就無法生化，還會在無形中耗傷氣血。這樣耗傷脾胃，不但會導致貧血，還會讓人加快衰老，得不償失。其實女人少吃不如少説，少説不但能減肥，還能養血，讓人擁有健康的美。

　　有些女性就會好奇，為什麼少説話還能減肥養血呢？其原因就在於，我們在説話的時候靠的是氣，少説話可以避免耗氣。人説話發聲，雖然出自喉嚨，但卻是人體內氣息推動聲帶的結果。如果氣足説話的聲音就洪亮，像生活中常見的「大聲公」，都中氣十足。如果身體裏的氣不充沛，説話時就聲音低微無力。非常疲憊的時候，會感覺連説話的力氣都沒有了，也就是因為説話需要耗氣，身體氣力全無，自然就不想張口了。

氣是人體的動力。人在說話時不僅要靠氣，其實人體內的一切生理活動，都要靠氣來推動。就像減肥，要想真正解決肥胖問題，就需要養好氣，氣足才能消脂。中醫認為，造成肥胖的原因是體內痰濕瘀滯，該排走的水液代謝不出去，是主運化水濕的脾出現問題，脾氣弱了，運化就會失職。

有些女性可能會說，那是不是要好好補一補脾就可以了。當然，調脾是關鍵，但是一定要補氣養氣才可行。所以說，氣足了，體內的推動力就會強大，那些痰濕瘀滯和脂肪才不會瘀阻經絡。

氣生血，養氣很重要

氣能生血，也就是說血在由精生化的過程中，需要氣的作用來支配，比如我們吃的食物能化成血，靠的就是脾氣的正常運行。《血證論·陰陽水火血氣論》中指出：「運血者，即是氣。」就是說血的運行需要依賴於氣的推動，如果氣不足，推動力不夠，血就運行不起來，比如有些女性生氣就容易患上乳腺增生。人體五臟中，肝主疏泄，喜條達。如果情志不暢快，肝氣鬱滯，血運行不起來，在脈中便會瘀阻，不通則痛，肝經循行兩肋，經乳房，因此肝氣不暢的女性，很容易出現兩脅刺痛、痛經和乳腺的疾病。

還有一點，就是氣對血有統攝作用，有的時候女性會出現崩漏，也叫做功能性子宮出血，就是說月經淋漓不止十多天，或更久。肝藏血，脾統血，如果出現這樣的情況，肯定是肝氣或脾氣虛，對血收藏、統攝無力。

有這樣一個病例：一位女士和老公吵架後，把自己關在房間裏哭哭啼啼，不吃不睡，給朋友打電話訴苦。這樣持續幾天後，出現了大便下血，自己就懷疑是不是患上了癌症。中醫師分析：連續幾天不停地悲傷痛哭，傷到了肺氣；大吵大鬧夜裏不睡，傷到了肝氣；不吃不喝，傷了脾氣；心情不平靜，一直在吵鬧或講話，是在耗氣。氣虛了，無力統血，就會導致大便下血。因此說，氣足則血盛，養氣對女人養血來說，是至關重要的。

養氣血，從生活細節開始

　　走路時不要講話。在古代，一邊走路一邊講話，是養生所忌諱的，認為「行語令人失氣」。《尚書》中也説：「行走勿語，傷氣」。由於説話和走路都需要以「氣」為動力，既言且行，則加重對「氣」的消耗。女性在逛街的時候，都喜歡挽着朋友的胳膊一邊聊一邊走，有時因為街上喧嘩，還大聲笑語。快走時高聲説話，會給外邪可乘之機，耗氣後人會感到很疲倦。

　　吃飯時不要講話。在孔子的養生之道裏，曾有「食不語，寢不言」，吃飯時要避免講話，因為吃飯時，身體裏的能量大部分在脾胃，氣血會往下走。如果吃飯時不停地講話，不但會耗氣，大腦還會和脾胃爭奪氣血。因此，建議在吃飯時不要講話，也不要看書、看報。

　　上洗手間時不要講話。中醫養生中很忌諱大小便時講話，這樣容易傷腎氣和肺氣。肺與大腸相表裏，大便的排出，需要肺氣來推動。如果一邊上洗手間一邊打電話或聊天，肺氣就會耗散。腎主水液，小便排出靠腎氣推動。通常小便無力就是腎氣虛，夜尿頻多也是腎虛，屬於腎氣不固，膀胱失約。一邊小便一邊説話則會損耗腎氣，會讓腎虛的人更虛。有很多女性，都是在上洗手間的時候聊天，打電話，要盡可能的避免這些壞習慣。

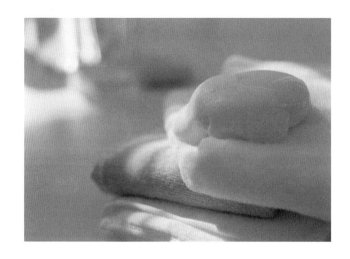

潔身自好，
避免傷精耗血

女人以血為本，血要靠養，這種養護應該從女孩的青春期開始。那如何養呢？從行為上而言，就是要做到潔身自好，不可過早有性行為。

現代很多的女性並沒有意識到這一點。有些女性補血心切，就想着怎麼才能補血，卻不想如何避免陰血的損耗。房事傷精耗血，如果太過頻繁，對女性陰血損耗是非常大的。尤為重要的是青春期女性一定要避免性生活，因為這個年齡段血氣未定，若過早過性生活，就等於把以後幾年的血氣用光了，後果無法想像。

女人破陰太早會傷身

古人提倡「慾不可早」，不管是男性還是女性，太早過性生活對身體是非常不利的。因為年少時血氣未定，也就是説陰血還不充足。若過早外泄，損耗精血，就會摧殘身體。正如明代醫學家龔廷賢在《壽世保元》中所言：「男子破陽太早，則傷其精氣；女子破陰太早，則傷其血脈」。清代汪昂在《勿藥元詮》中也提出：「交合太早，斫喪天元，乃夭之由。」認為男女間性生活開始太早，必然會摧殘身體，甚至可能短命夭亡。而女性與男性相比，天生就是「弱者」，從幾十年的月經、懷孕養胎、生子到哺乳等，無一不是耗血的「大工程」，因此，很容易血弱血虛，導致疾病的發生。

有些人可能會説，在電視上看到的古代男女成婚都是很早的，起碼是女子嫁人較早。其實，這主要是人們歷來崇尚多子，受多子多福思想的影

響，所以就早婚。但是在西周時期，《周禮》就已明確提出，男子要三十而娶，女子要二十而嫁。

《黃帝內經》告訴我們，這是依據人的生理成長而定的。《素問・上古天真論》中指出：「女子二七天癸至，任脈通，太沖脈盛，月事以時下，故有子。」任脈起於胞中，走人體正中線，從會陰處直上到人中。任脈主人的一身之陰血，沖脈主人的一身之性。女子月經和懷孕都和任脈密切相關，同時還需要沖脈的帶動。沖脈起於會陰處，沿着任脈兩邊分叉向上循行，在前與任脈交合，在後與督脈相會，連接任督兩脈。

什麼時候女子適宜行房並生子

其實女孩14歲時，就「任脈通，太沖脈盛」，就會開始出現月經，並可以行房事懷孕。然而，這只是說可以，但要在最佳的時機才可行。

女孩在21歲時，「腎氣平均」，就是說腎精和腎氣已達到了氣血平衡的狀態，整個生命在這個時候會出現一個小高潮，可以嫁為他人婦了。如果女子行房早於21歲，血脈陰氣就會破傷，等到28歲時就無法達到「筋骨堅」，身體就很難達到頂峰。

如果說古代不提倡女子破陰太早，是由於血氣未定，房事猶如風雨將「幼苗」摧殘。那麼，現代的女孩提早破陰，身體中所受傷害遠遠不止這些。

主要表現在兩個方面：

一是現代人對緊急避孕藥的使用率太高。避孕藥的作用原理是通過抑制排卵，同時阻止精子到達子宮，無法生成受精卵；或改變子宮和輸卵管的活動方式，阻止卵子與精子的結合。但是緊急避孕藥也會有百密一疏，避孕率並非百分之百。在正常的情況下，受精卵會由輸卵管遷移到子宮腔，然後再安家落戶，漸漸地發育成胎兒。如果避孕藥抑制卵子的作用失敗，又改變了輸卵管的活動方式，就可能使精子在子宮之外的地方停留下來，從而發生宮外孕。隨後再做流產，其後果是非常嚴重的。還有，服用緊急

避孕藥後，下次月經通常會往後推幾天，因為
避孕藥已經打亂了體內氣血的平衡。

　　二是現代的年輕人避孕失敗後，不得不做
人工流產。有的女性竟會三番五次做人工流產，
女人十月懷胎屬於瓜熟蒂落，對身體的傷害不
大。然而，人工流產就好像是在青藤蔓上摘下
生果子，傷枝蔓，損根部，人的身體會氣血俱
損，元氣大傷。如果女性年輕時候這樣大耗氣
血來折騰身體，當想真正懷孕時就困難了。如果將來因為此事導致婚後不
孕，就會影響夫妻關係，也只能自嚐苦果。

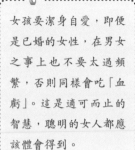

女孩要潔身自愛，即便是已婚的女性，在男女之事上也不要太過頻繁，否則同樣會吃「血虧」。這是適可而止的智慧，聰明的女人都應該體會得到。

女子應做到潔身自愛

　　注意陰部衛生。隨着女孩年齡的增加，月經的來潮和白帶的分泌，一些女孩感到不知所措，因而很容易患上陰道炎。所以，要注意經期的衛生，正確使用消毒後的衛生紙巾，經常穿的內褲要在日光下照曬，藉以紫外線消毒；要經常洗澡，睡前用溫水清洗外陰，洗盆專用；大便後，手紙應由前向後擦，小便後用衛生紙擦乾淨。

　　潔身自愛。當下社會，個別女孩出於種種原因，過早地發生了性行為，患上了性病性陰道炎。對此，女孩應該學會自強、自尊、自愛，並正確認識人生價值觀，潔身自愛，杜絕亂性。

　　合理應用抗生素。有些女孩長期大量應用抗生素和激素治療某些疾病，從而導致菌群失調，從而患上黴菌性陰道炎。因此，要合理應用抗生素，在醫生指導下，正確服用。

　　防止性病的間接感染。女孩在公共場所洗浴時，應該自帶浴巾，盡可能淋浴，建議不要浸浴，避免陰道滴蟲、淋病菌或其他性病等間接感染，同時掌握相應的性病知識，防止性病的間接接觸感染。

哺乳期過長，
損傷血脈

　　對於嬰兒的餵養，專家還是建議用母乳餵養。因為乳汁為母親氣血所化，是嬰兒純天然最富營養的食料。但是，產婦產後氣血俱虛，特別需要氣血的補益。如果哺乳時間過長，自然就不利於產後恢復。哺乳期可根據產婦自身狀況，大概在6~12個月之間即可。

母乳餵養的優勢

　　母乳，是由母體的氣血生化而成的，是血的變現。《景岳全書》指出：「婦人乳汁，乃沖任氣血所化，故下則為經，上則為乳。」也就是説女性在孕育階段沒有月經，是因為懷孕時氣血幾乎全部都供養胎兒了；生產後，氣血則化為乳汁留給嬰兒食用。而血又是母體的精華物質。中醫認為，人的脾胃是氣血生化之源，血是我們飲食中的精微物質化生而來的。

　　古人講：「乳為血化美如飴」，就是說母親的乳汁甘甜純美，最具營養。由此可見，嬰兒天然的健康飲食就是母乳。另外，孩子在母親體內已經習慣了氣血供養的環境，乳為血化，因此孩子出生後餵他母乳，才更容易接受，所謂「小兒在腹

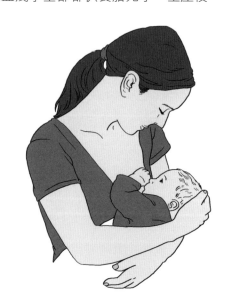

中，賴血以養之，及其生也，賴乳以養之」。不僅如此，母乳餵養還具有增進母嬰雙方情感的交流，利於產婦自身健康。它可以讓產後的哺乳女性，大大減少患有乳腺疾病的機率；哺乳時還會刺激子宮肌肉收縮，有助於惡露儘快排出。

母乳餵養不宜過久

母乳餵養自然是正理，但哺乳期的時間不宜過長，否則又會反過來影響產後恢復。這是因為女人在生產後，百脈空虛，氣血不足，處於週身血虛的狀態。有些女性會問，哪裏來的氣血生化乳汁呢？當然是合理飲食，補充營養。大家都知道，產婦月子裏要吃好喝好，一方面給自己恢復元氣，一方面要靠這些營養生化乳汁。所以，胃經的循行經過乳房正中，胃的吸收是否正常，經脈是否通暢，直接關係到乳汁的多少和質量。因此，相對產婦而言，哺乳也是一件耗血耗氣的事情。如果哺乳時間過長，就會傷血，使產後血虛的情況不容易恢復。

要做到產後哺乳不至於太傷血脈，哺乳期多長適合呢？通常來說，母乳餵養可以堅持4~6個月。嬰兒6個月至1週歲，可以在哺乳的同時添加輔食，到1週歲基本上可以停奶。如果產婦身體虛弱，建議哺乳期不宜過長，半年左右即可。

《壽世保元・卷八》中指出：「兒生四五個月只與乳吃，六個月以後方與稀粥哺之。」所以，嬰兒在4~5個月之前，主要是靠母乳餵養的，等到半週歲時，母乳已經不能再滿足寶寶生長發育的需求，就應該酌量添加輔食。

輔食添加原則

　　添加輔食要遵循從稀到稠、從細到粗的原則。日常吃的穀類不會引起刺激或過敏反應，可以做些米糊、粥糊給孩子吃。小兒消化能力有限，一次量不能過多，小半杯就足夠了。小兒脾胃嬌嫩，凡是瓜果葷腥、稠黏乾硬、燒炙煨炒，以及酸、鹹、辣、甜味濃的食物，小兒都不宜吃，可以適量吃些味淡的蔬菜和白粥。

用食物補血調理

　　產婦分娩後，元氣大傷，氣血俱虛，哺乳也要耗氣血。因此，媽媽們必須要注意身體調養，哺乳後要盡量把氣血補回來。

　　對於正處於在哺乳期或已斷奶的媽媽們，可以多吃補血調理的食物，比如雞湯、花生豬腳湯、粟米紅糖粥，都具有很好的補血效果。在《太平聖惠方》裏，還有個方子叫玉米羊肉粥，是治療產後血虛的藥膳方。由於羊肉味甘，性溫，溫中暖腎，益氣補血，加養脾胃、補氣血的玉米（粟米），不管是對哺乳後的補血調理，還是對產後氣血虛弱的症狀，都有很顯著的療效。有些女士覺得羊肉羶味較重，其實這裏的生薑就能夠去除羶味和提鮮。

　　哺乳期是女人一生的必經階段，只要懂得了哺乳後怎樣調養，就可以讓寶寶健康，同時讓自己健康美麗。

玉米羊肉粥

出處　《太平聖惠方》（宋）

材料　玉米（粟米）100克、羊肉100克，生薑6克，葱白3段，鹽和花椒適量

做法　把洗乾淨的瘦羊肉切成細絲，粟米淘洗乾淨，同羊肉煮湯。煮沸後加入葱白、花椒、生薑和鹽等調料煮成粥即可。

功效　養血、益氣、溫中，主治產後氣血虛弱、精神不振、面黃肌瘦等症。

備註　注意空腹食用。

「五適」養生法，遠離「五勞」和「五萎」

　　中庸是古代管理之道，也是身體氣血管理的養生之道，如果不能把握好中庸適度的原則，就很容易傷及氣血，從而導致疾病。即便是看似簡單的行走坐臥，如果過度就會引起「五勞」。「五勞」發展到嚴重的時候，就會累及五臟而引起「五萎」。因此，只有把握好「五適」的中庸之道，才能養好氣血，遠離「五勞」和「五萎」。

「五勞」與「五萎」

　　所謂「五勞」，《黃帝內經》云：「久視傷血、久臥傷氣、久坐傷肉、久立傷骨、久行傷筋，是五勞所傷。」如果這五個生活細節過度，就有可能引起血氣、筋、骨、肉的勞損。如果「五勞」發展嚴重的話，就會累及五臟而引起「五萎」。這裏的萎症是一種與肢體運動相關的疾病，可以分為皮萎、肌萎、血萎、筋萎、骨萎「五萎」。其中久臥傷氣，而肺主氣，合皮毛，肺虛引起皮萎（氣萎），主要表現為皮膚變得粗糙，皮屑脫落，皮膚鬆弛起皺等；久坐傷肉，而脾主肌肉，脾虛引起肌萎，肌萎表現為肌肉萎縮無力、肌肉退化；久視傷血，而心主血，心虛引起血萎，血萎不足，血管就會枯萎變細，血流量就會減少，血管的彈性也會降低，並且全身氣血運行不暢，從而導致週身無力，肢體發冷，並往往與心悸、心慌等症狀一起出現；久行傷筋，而肝主筋，肝虛引起筋萎，主要表現為肢體關節、韌帶的軟弱無力；久立傷骨，而腎主骨，腎虛引起骨萎，即骨肉萎縮，關節無力，感覺疲勞乏力。

　　但是，人是血肉有情的動物，需要適度的肢體活動，以便促進氣血的流通，因此和「五勞」、「五菱」相對，學習「五適」的養生方法，有助於身體健康。

適視養血，戒久視傷血

　　適當的有益閱讀可以讓人心情舒暢，脾胃健運，氣血生化旺盛。比如：一個人很抑鬱，氣血瘀滯，這個時候看了一個輕鬆的喜劇，就可以讓她的瘀滯氣血升發，並流通起來，這就是「適視養血」。但「目受血而能視」、「五臟之精氣，皆上注於目」，「視」本身是一個傷精耗血的艱苦勞動。特別是有些電腦遊戲，在開始設計的時候是步步為營，一心讓人們上癮，最容易消耗人的精血，讓人完全忘了時間，結果就很容易導致眼睛疲勞、目眩、頭暈、心悸、失眠等肝血心血虛的症狀。因此，看電視、電腦滿1個小時，要休息10~15分鐘為宜，這樣就不至於久視傷血。

適坐養神，戒久坐傷肉

　　適當的靜坐休息，有助於促進脾胃健運。而脾主肌肉，有利於皮肉的豐滿健美。人在靜坐的時候，全身氣血消耗減少，這時的氣血可以充分滋養肌肉。比如：農民在秋收時會做很多的體力活，秋後一般不再勞作，到了冬天就是休息的時間段，這就是「適坐養肉」，也是為來年開春的體力勞動打下良好的基礎。但是，長時間久坐就會傷肉，靜坐的時間一長，氣血就不通暢，津液運行不暢，有的時候會使肢體皮肉萎縮消瘦，有的時候會使肢體皮肉腫脹、浮腫。這主要是由於脾不健運，胃納欠佳，氣血生化不足，從而導致人體皮肉失於滋養之故。比如坐火車時間長了，就會感覺肌肉無力，血脈不暢，下肢甚至會浮腫。因此，辦公族要自我調節「坐」與「走」的關係，每小時要起來活動5~10分鐘，不但可以預防疾病，還可以使人胖瘦適中，少生贅肉。

適立養骨，戒久立傷骨

正確的站姿和適時的站立，有助於人體各骨胳關節的生長發育，並形成健美的形體。比如長時間站立，腰就容易酸。從中醫來講，「腰為腎之府」，腰酸意味着腎出現了問題。因此，站立久了腰酸，其實就是腎勞累；而「腎主骨」，腎勞累了，導致骨的損傷。因此，平時站姿要正確，不可久站。比如長期從事髮型師、紡織等工作，每天都要站立數小時，也是脊椎、骨胳疾病的常見人群。這些人可以每隔半小時至1小時，活動一下頸、背、腰等部位，每次幾分鐘。

適臥養氣，戒久臥傷氣

中醫認為：適當臥床休息或睡眠，可以讓四肢百脈和內在臟腑之氣充盈，從而恢復人的腦力和體力，為下一階段工作做好準備，這就是適臥養氣的道理。如何理解久臥傷氣呢？如果人們經常過度休息和睡眠，不進行

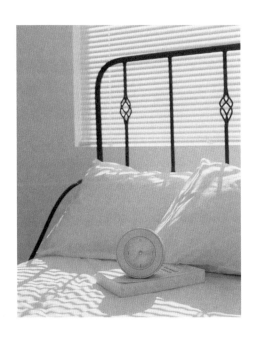

肢體活動鍛煉，時間長了，不但肢體筋肉、官竅之氣漸漸衰弱，而且還可以累及內在臟腑之氣，出現氣虛等症狀，比如精神萎靡不振，身倦乏力，或食少納呆，飲食不振，或動則心悸、氣短等。有些人清晨剛醒來時覺得精神還不錯，可是到了中午，反而覺得渾身沒力氣，就是這個道理，因此睡眠時間不能過少，但也不是越多越好，一般8小時足矣。適量的睡眠才能達到寧神養氣，確保益壽延年。

在這些生活細節中，久視久坐，是腦力勞動者的養生之戒；久行與久立，是為體力勞動者保健之忌；久臥，則人人皆不宜。學習中庸的「五適」養生之道，避免「五勞」、「五萎」，可以讓您全身的氣血充足。

適行養筋，戒久行傷筋

人在行走的時候，運動最多的是關節和韌帶，而筋連於肌肉而附於骨，最需血的滋養，與肝關係密切。適度的運動，有助於促進肝血對筋的滋養。但是，肝的滋養是有限的，走的時間過長，氣血就可能供應不上。有些人年輕的時候關節沒有養好，一到中年氣血不足，關節病經常復發。因此做任何運動要量力而行，適可而止，這樣才能保證身體健康。

養肝護肝，吃對食物

通過食物的攝取來養肝護肝，不但可以維護正常的肝功能，還可以提高對肝病的抵抗力。因此，如何選擇養肝護肝食物很重要。

選擇養肝食物時，最好選擇那些能夠提供全面營養的食物，多選擇富含蛋白質、維他命的食物，這樣有助於肝臟結構和肝功能的修復和維護。

比如：雞蛋、牛肉、雞肉、魚類和豆製品等。具有豐富的優質蛋白，與其他動物性食品相比，飽和脂肪酸的含量少，可以避免過多的脂肪供給加重肝臟代謝的負擔，防止引起脂肪肝或肥胖。

在食物搭配時，可以選擇一些對身體具有補益作用的輔助養肝食物。如：葱、蒜苗、韭菜等，能祛陰散寒，對人體陽氣生發很有大的好處；大棗、山藥、高粱、菠菜、胡蘿蔔等甘甜食物，則具有補益脾胃的功效。

也可以選擇維他命較豐富的食物。維他命在肝病時貯存會降低，如果不及時補充，就會引起體內缺乏。為了保護肝細胞和防止毒素對肝細胞的損害，應適量多吃。比如：香蕉、番茄、小白菜、西瓜、葡萄等都是較好的選擇。

對於長時間熬夜的人，要多吃水果、蔬菜、海產品、動物的肝臟，少吃甜食。喝菊花茶和綠茶對眼睛也有好處。另外，對眼睛有益處的食物有：木瓜、牛奶、蛋黃、瘦肉、柑橘等。

肝硬化、肝腹水等病情較為嚴重時，應避免吃生冷的瓜果。

對於肝病仍然是以休息和良好的營養為主，除了注意符合平衡飲食的原則以外，還可以選用如下食品：

　　蛋類蛋白質對於保護肝臟，促進肝細胞的修復和再生具有很重要的意義；奶及奶製品中含有豐富的蛋白質和無機鹽，營養價值很高，並容易消化吸收；動物肝臟中含有豐富的鐵，還含有維他命 B_{12} 和葉酸，是很好的補血保肝的食品。

養肝護肝食療方

山藥米仁粥

材料　山藥30克，薏仁50克，糯米50克

做法　山藥切成碎片。各料一起加水適量煮粥。

用法　可以經常吃。

功效　具有健脾利濕益肝的作用。

芝麻赤豆花生湯

材料　黑芝麻、赤豆、花生仁各等分

做法　將赤豆、花生仁放入鍋內，加水煮熟。投入炒熟研碎的芝麻，連續煮沸即可。

功效　具有養血保肝的功效。

菊花蜂蜜茶

材料　乾白菊花10克或鮮品30克

做法　白菊花分成3份泡茶，再兌入蜂蜜適量。

用法　作茶飲。

功效　滋肝潤肺，消炎解毒。

方解　菊花性涼味甘，散風清熱，益肝明目；蜂蜜性平，可滋補五臟。

養肝食物禁忌

　　對於肝硬化和肝病症狀明顯的患者，不宜食用辛辣食物，肝硬化靜脈高壓時不宜食用高纖維和較硬的食物，避免因摩擦而損傷胃腸道，引起消化道出血。

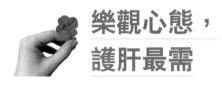

樂觀心態，護肝最需

「肝在志為怒」，就是說肝在情志上表現為怒。肝失衡會影響情緒，使人煩躁。情緒煩躁也會影響到肝，所以要保持良好的情緒。

多一些微笑，少一些脾氣，是最好、最實惠的養生法。若整天愁眉苦臉，身體健康是無法保證的。因此，在生活中要「強迫」自己「刻意微笑」，久而久之，逐漸就變成發自內心的微笑。

肝臟好比「大將軍」

在人體的諸多器官中，肝臟就像「大將軍」，如果這個「將軍」的脾氣不太好，那麼，很多器官就會「受欺負」，最常「被欺負」的內臟就是胃。長期發脾氣的人胃都不太好，有時會噁心、嘔吐、打嗝、反酸，這也是肝木克脾土的表現。

如果他不「欺負別人」，自己就會窩火，這叫做肝鬱。表現出來是兩肋痛、乳腺增生、乳房脹痛、月經不調，因此一感覺肝火旺了，就要打開肝的「氣門芯」——期門穴，來給他「放放氣」。

期門穴

　　期門穴在人體第6肋間隙，也就是乳頭向下數兩肋的凹陷處，它是肝臟經氣聚集之處，每天睡前揉一揉可以平肝，提升睡眠，調暢肝氣，增加肝的排毒。

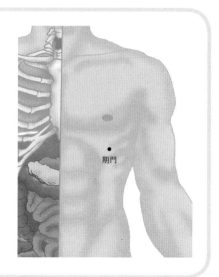

　　對於肝火旺的人，還可喝一些菊花茶去火，可是菊花茶性偏寒，喝多了對身體有影響，特別是體寒的女性，可揉太沖穴，每揉兩三分鐘，就等同喝了一杯上等菊花茶的效果，可以去肝火、降血壓、明目。

太沖穴

　　太沖穴在腳背上，就是大腳趾和二腳趾的縫隙處，沿着縫隙向上按壓，壓到指縫的盡頭凹陷處即可。有的女性按這個穴位就會特別的刺痛和酸脹，這反應了你的肝火正蓄勢待發，因此，要多加按揉。

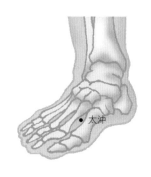

保持樂觀心態，才能讓疾病遠離

　　人的情緒變化跟肝臟是相互牽制，相互影響的。不管是出於養生的目的，還是出於其他目的，應該保持樂觀的心情，不要大喜大悲，這樣有助於肝氣順調，也讓心情會變得舒暢，同時也保持了身體的平衡與健康。

　　有的女性承受壓力能力不強，遇到不好的事情就會過度抑鬱和悲愁，這樣不僅會讓身體的神經系統調節功能紊亂，同時抵抗能力也在降低，而且還會引起消化功能減弱，食慾減退。這樣不但會造成受損肝細胞所必需的營養物質，比如碳水化合物、蛋白質等缺乏和吸收不良，也會直接影響藥物的治療效果。因此，肝病患者應該要適當的解壓。

　　肝病並不是不治之症，所以患者沒有必要害怕，要從「悲秋」的消極情緒中擺脫出來，變「悲秋」為「樂秋」，並保持心情舒暢，樂觀坦然，充分享受「秋光」。因此，不管是健康的人，還是患上肝病者，一定要保持樂觀的心態，這樣才能讓疾病遠離自己，同時也是對肝最大的養護。樂觀的心態讓每個女人健康，讓每個女人遠離疾病。

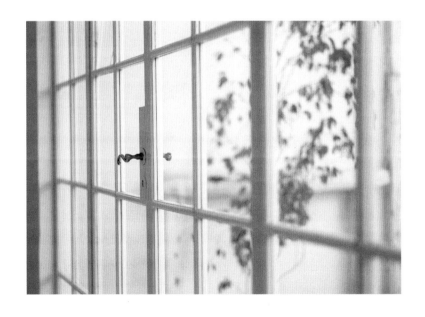

第 **5** 章
氣血不瘀
　　經期舒暢............

女人生理上的變化是造物主賜予的禮物，每經歷一

個變化，女人的身心都將進入一個新的階段，也是女人

自我完善的歷程。經期是女人的特殊時期，女人要學會

瞭解自己、欣賞自己、呵護自己，活出全新的自己。

調順月經，
健康保障

　　月經是女性最親密的「閨蜜」，它將陪伴女性走過大半輩子，如果不瞭解月經的陰陽關係，並順應其發展規律調理月經，就無法養出好的氣血。月經出現問題，影響的不只是月經前後的健康，也與婦科病的發生有着千絲萬縷的聯繫，甚至會為以後的生活留下諸多隱患。調順月經，能輕鬆避開很多婦科病，也能給女人帶來一生的幸福。

每個女人必經歷的月經

　　中醫認為，女子的「血」代表性特徵，即月經，是與宇宙之陰氣相通的。它上應天空之陰——月亮，下應大地之陰——海潮。月有盈虧，潮有潮汐，表現在女性，通常女性經血在14歲前後就開始一月一行，其週期與月球環繞地球　個月之數相符，因此稱之為「月經」。古人也叫「月水」、「月信」。

　　關於月經週期，古人也觀察到，大多數人通常是一月一次。如果提前或延後就是月經失調，也有兩月一次的月經，叫做「並月」；三月一次的月經，叫做「居經」，俗稱「四季經」；也有一年一次的月經，叫做「避年」；更有一些奇特的女性，一生都不來月經，竟也能懷孕生子，則稱之為「暗經」。

月經的四個階段

　　《醫宗金鑒》中認為，這幾種屬於特殊情況，因先天稟賦不同導致。所以有些女性月經若不是按月而來，只要時間比較規律，不影響生育，就不

算病態，不需要治療。

　　古人非常細緻地觀察了月經的階段變化，大致可以分為陰長期、的候期、陽長期、月經期四個階段。如果女性根據這個陰陽消長的規律來調經補血，就像「太陰」月亮一樣可以保持長久旺盛的生命力。

第一階段：陰長期（月經後1週）

　　女性的月經乾淨後到排卵期之間的這段時間，是陰長期。當月經剛結束時，胞宮內陰血損失較大，女性體內缺血，需要以滋陰養血為主，以促進體內「陰」的力量聚集。當陰血充足了，就可以為下一次月經做好準備。

　　陰能生血，血至則陽氣可以漸漸生發。中醫建議女性在這段時間以養陰、封藏陰血為主。要適當進補，比如製何首烏滋補肝陰，當歸活血養血，阿膠滋陰養血，這些滋補品可以適當加入食物中煲湯或者做菜，一般每次3~5克即可，1週1~2次。而食用的肉類，則最簡單就是豬肉、排骨一類的湯品，其中豬為水畜，又是血肉有情之品，有以血補血，滋陰的功效。所以1週可以喝2~3天豬肉湯。這裏需要注意，女性在陰長期不要過度節食或減肥，如果女性在這個階段節食，月經就會失調。陰長期最需要的是營養，若節食，氣血更少，就沒有足夠的血液來維持月經。

第二階段：的候期（排卵期前後，共10天）

　　説到「的候」二字，許多女性只認識文字，卻不知道裏面的含義。其實這是中醫術語，是古人心目中男女「受孕的真機」，也是男人「一發中的最佳時刻」，類似於今天的排卵期。關於「的候」的具體論述，古人説它「一月只有一日，一日只有一時，凡婦人月經運行一次，必有一日情慾氤氳如水氣，在某一個時辰內，體內濕熱蒸騰，內心煩悶，精神恍惚，有慾交不可忍的感覺」。從上面的文字可以看出，古人對排卵期的概念和表現十分瞭解。

　　女性標準的排卵期一般是在下次月經來潮前的14天左右。事實上，受身體內外環境的影響，什麼時候排卵是很難確定的，通常把計算得出的排卵日的前5天和後4天，連同排卵日在內共10天稱為排卵期。

　　也就是説，月經過後，隨着體內陰血不斷增多，陽氣也隨之漸長起來，沖任氣血逐漸充盈，在排卵的那一天前後達到陰陽平衡，若沒有交合，就進入由陰轉陽的過程，因此女性往外的「陽」的性衝動開始增強。此時情緒和運動也可以稍微亢奮，但不要過於激動，比如參加輕鬆的音樂舞蹈活動。因為排卵期的時間較短，準備懷孕的女性可以在這幾天內安排性行為，同時要保持樂觀、穩定的情緒，對受孕非常有益。飲食上可以選用一些溫陽活血的食物，比如當歸酒，早晚喝一些，連服5~7天，有助於誘導排卵。

第三階段：陽長期（月經前1週）

　　「的候期」如果陰陽交合受孕，胞宮募集的陰血陰氣可以物盡其用，進一步完成妊娠任務；如果未能受孕，血無所用，已經達到飽和，盛極而衰，這時陽氣佔上風，使募集的陰血有所出，這就是月經前期到月經來臨的時間。因為這一時期陰血瘀滯，陽氣漸漸變得旺盛，因此被稱之為陽長期。

　　陽長期應避免滋陰補益，因為這個時候的胞宮血液已經開始瘀積，而瘀積狀態下再進補，只會讓血液更加瘀滯。此時應該以補陽為主，應該順應陽主動、陽主升、陽主氣等來調理身體。通常可以適當增加活動量，增加體育鍛煉，讓身體處於熱身狀態。此外，應該避免寒濕等陰邪之氣，避免鬱悶等陽氣不得宣發的情緒。在身心安靜放鬆的基礎上，在清晨黎明寅卯之時，將兩手心搓熱，按摩腰部腎區。這時陽氣初生，有助於促

進腎中陽氣的培補，從而為月經如約而至做準備。體內有寒濕的人，也可以在這個時候用艾灸氣海、關元這兩個穴位，以體外的陽氣聯合體內的陽氣驅除寒濕。

第四階段：月經期（3~7天）

當體內的陽氣持續上升達到頂峰，人體的太沖脈就逐漸旺盛起來。太沖脈主氣，作用之一就是助陽化氣，夾胞宮瘀血下行，月經來臨。此間應當以養陽氣，幫助陰血疏泄為順。因此，月經期間，要避免寒濕。涼性食物容易影響經血量，從而造成血液凝滯體內不易排出。性涼的生菜沙拉要少吃，偏涼的綠豆可以換成紅豆，綠茶可換成紅茶。偶爾也可以吃一些甜食，比如紅豆芝麻粥等。這樣可以讓子宮溫暖，有助於經血排出乾淨。

除了避免寒濕之外，還應該紓解鬱悶的心情，因為這些不良情緒會影響經血的排出。由於女性在月經期間失血較多，則全身相對缺血，應避免久視傷血，觀看電視、電腦的時間要適度減少。月經期是人體推陳出新的轉折過程，也是女性身體最脆弱的時期，是養生的關鍵時刻，若不好好休息，對身體的影響比平時會大得多。

總之，氣血充盈，月經規律才會健康。「婦人以血為體」，女人的一生，經、帶、孕、產無不與血有關。因此，女性如果希望自己的容顏嬌美，身體健康，不僅僅只靠化妝品來裝飾，而是要從調理血液開始，這才是養生之本。

月經不正常，會引起多種疾病

月經不調是指因各種因素導致卵巢、激素調節功能紊亂，月經失去規律性的婦科病。中醫認為，月經不調多因先天腎氣虧虛，後天「七勞」外傷所致沖任虧虛，血海不能按期充盈，行經規律失常所導致。臨床上的主要表現是，月經常出現錯後、提前，或經量過多、過少等異常，臉色晦暗，

並伴有心慌氣短、疲乏無力，小腹脹痛、白帶增多、腰腿酸軟等病症。這些現象均是「月經不調」的表現。

西醫中，月經不正常會引起子宮內膜炎、卵巢囊腫、子宮肌瘤等疾病，在初期的時候都常有月經病的症狀。清代名醫傅山說：「婦科調經尤難，蓋經調則無病，不調則百病叢生」。

如果稍微留意一下月經這個名字，就會發現其中的秘密。《本草綱目》中說：「女子，陰類也，以血為主。其血上應太陰，下應海潮，月有盈虧，潮有朝夕，月事一月一行，與之相符，故謂之月水、月信、月經」。由此可見，正常的月經就應該「經常不變，信而有期」，就如同月亮的盈虧、潮汐的漲落一樣，總有一定的規律。堅守這個規律，就能夠「經者常也，有常規也」。因此，女人要想有規律的月經，必須堅持規律的生活，保證身體氣血充足流暢。

日常生活中要保持正常生活習慣，多吃些補血的食物，隨時補充身體的氣血。快到經期時要更加注意。如果有不正常的身體現象，及時去醫院就診。這樣一來，就可以大大降低月經併發症的風險，同時也可以維護身體的健康。

經期自我保健

專家曾做過統計，在所有婦科病例中，月經病佔了將近一半的比例。其實多數月經病並不難治，但有時會很麻煩，或經常反覆，令人非常苦惱。女人只要還沒有到絕經期，就應該把調理月經當成一件要緊事來做。

在經期期間不應攝入過量的生冷食物，因為這些東西會妨礙「三寶」之一「精」的形成。冷食會影響脾的功能，從而導致脾虛，而脾虛妨礙氣在全身的流通，時間長了會造成寒氣和濕氣的瘀積。脾虛產生疼痛，比如引發關節痛。

　　那麼，我們應該吃什麼樣的東西才能防止氣虛呢？其實所吃的食物只要煮熟，就更容易消化，營養也容易吸收。熱飲和熱湯有利於緩解痛經，而咖啡、辛辣食物和過量的紅肉，則應避免在經期食用。這些食物阻滯肝氣的運行，肝經循行過子宮，發生阻滯將會影響氣血的順暢運行，並造成諸多不適症狀。因此要盡量少食用。油膩的食物也盡可能少食用。

當歸黃芪酒

材料　當歸、黃芪各150克，紅棗100克，黃酒1升

做法　取當歸、黃芪，洗乾淨之後，切成片，再加入紅棗，然後用紗布包好，放入黃酒罐內，密封保存。

用法　在行經前5天開始服用當歸黃芪酒，每天服用兩次，每次服10毫升，以7天為1個療程，連續服用3個療程。

功效　可以幫助患者益氣養血，活血調經。

調順月經經絡療法

　　經絡療法也可以調順月經。具體的操作方法如下：

　　1.按壓頭頂的百會、印堂、太陽、風池穴各30~50次，力度以酸痛為適度。

　　2.按壓背部的肝俞、腎俞、命門，腿部的地機穴各50次，力度稍重。

　　3.按揉腹部的章門、關元，足部的三陰交、太沖和手部的陽池、合谷各50次，應重點按揉、反覆刺激。足部的三陰交是脾臟、肝臟、腎臟機能的三經絡交匯的穴位，應重視按摩，對肝、腎臟機能有很好的療效。

血餘炭，
止血生血的良藥

　　很多人都不知道，碎頭髮也能用來製成中藥，這就是血餘炭。髮為血之餘，若把身體看作是土壤的話，那頭髮是身體氣血養出來的「莊稼」。頭髮可以反映一個人健康與否，如果體內血足，頭髮就會濃密；如果血虧血熱，頭髮就會乾枯分叉。另一方面，則可以用血餘炭來治療疾病。

頭髮能治病

　　古代人們認為，頭髮具有滋陰養血作用，人的頭髮從陰血生出，又是「腎之華」，從下往上生長，即得血之陰氣，又得頭之陽氣。用火炮製後，顏色極黑，不但能壯腎，還能大補肺氣。正因為它陰中有陽，靜中有動，所以在陰分可以培形體、壯筋骨、托癰疽；在陽分可以益神志、辟寒邪、溫氣海，確實是補養精氣的重要藥物。

　　《本草綱目》記載有個叫劉君安的人，曾經用自己的頭髮連同頭皮屑各取等份，煆燒存其藥性，搓成豆粒大的小丸子，每服吃3丸，據說可以讓頭髮不變白。

　　另外，《老唐方》裏，有人用自己的亂髮，洗乾淨，每1兩加入四川花椒50粒，用泥封固，入瓶中煆燒，至黑，研成末，每次空腹酒服1錢，可以使鬍鬚頭髮變黑。

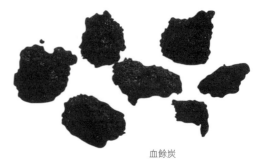

血餘炭

血餘炭的發展過程

　　血餘炭的炮製，並不是把頭髮直接入藥，而是把頭髮經過炭化後形成炭渣。在中醫裏有很多需要炭化的藥物，通常可用來止血。

　　在古代，早期的藥炭並不都是為了提高藥物的止血作用，直到元末，名醫葛可久使用「十灰散」治吐血，並將此方記載於《十藥神書》中，於是「炭藥止血」的理論和實踐就逐漸完善和豐富。藥炭發展到現代，其止血作用已是其「專利」了。由於血是紅色，而炭化的藥物都是黑色的，中醫總結為「紅見黑止」。不但在顏色上相對應，在五行理論上，紅色屬火，黑色屬水，所以紅色的血見了黑色的炭，就好比見了水一樣消退止血。

　　使用藥炭末，外敷治療多種外傷性出血，效果非常明顯，因此大家可以在家中備用一些血餘炭，可以用來治療平時不慎導致的出血。

> **血餘炭與頭髮燒成灰作用不同**
>
> 　　有些人認為，血餘炭就是頭髮燒成灰而已，但如果仔細研究它的炮製過程，血餘炭是炭不是灰。炭是在隔熱密閉下加溫相對燃燒而成的，不像頭髮灰是自然狀態下充分燃燒而成，兩者雖然藥性有相通之處，但藥效差異巨大。

　　有位女士更年期出血，請醫師治療。醫師仔細診查後，開了一個處方，其中一味藥就是血餘炭。由於醫師對治療該病經驗豐富，就和病人說用過3劑藥後定能見效，自信滿滿。等3劑藥物過後，該女性仍然出血不止，又來覆診。醫師仔細診查了之後，認為上次的處方是正確的，為什麼沒有效果呢？

　　於是，醫師又問這位女士是從哪家藥房取的藥？該女士說是在附近藥房取的藥，裏面的藥很乾淨，這位女士又插了一句，「藥房職員說，現在沒有血餘炭，讓我回去找一團人的頭髮，把它燒成灰，就是血餘炭啦」。

醫師才明白此中緣由。用頭髮自己製作的血餘炭或土法燒出來的髮灰，也有功效，但最好只用於外敷止血。

血餘炭，血症良藥

朱震亨的著作《丹溪心法》中記載，有一次一位病患不知道什麼情況大便出血，找了諸多醫生，也服了很多藥都沒治好。他用滋陰補虛清熱解毒方劑，再加上血餘炭1錢煎湯送服，結果15天後就痊癒了。血餘炭治療血症的功效看起來有些不可思議，然而究其治療血症的原因，與「髮為血之餘」的理論有聯繫。

中醫認為，五臟之中，心臟主血。頭髮是人的心血所生，如果服用炭化的頭髮，自然有同氣相求的功效，因此血餘炭可以治療多種出血性疾病，既可以用於止血，還具有化解瘀血的功效，同時還能滋生新血，是非常好的血症用藥。不管是吐血、便血，都可以用血餘炭來治療。比如用血餘炭治療婦科崩漏，即便只有一味血餘炭，也可以起到很好的治療功效。

血餘炭

材料　血餘炭

用法　先將血餘炭研末，每天口服1.5~3克，分3次服用，每次從月經來潮第2天開始服，連服3~5天。月經來得多的時候多服，少的時候少服。而經血一旦正常，則停止服用。

功效　治療婦科崩漏等內外科出血症。

備註　血餘炭味道較苦，口感就像木炭渣，有人服後會感到腹脹，甚至1天會大便數次，不必緊張，停藥後症狀自然就會消失。

桃仁、紅花，
活血通經、祛瘀止痛

治療氣滯血瘀型月經，經常用到桃仁、紅花這兩種中藥材，它們具有活血通經、祛瘀止痛的作用。雖然貌不驚人，卻具有非常好的療效。

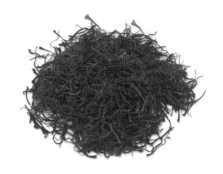

紅花

桃仁味苦甘而性平，能入心、肝、大腸經。活血祛瘀，作用甚廣，可用於治療血阻滯各種病症。善於治療內癰，比如肺癰。而紅花的主要成分含紅花甙，又名紅色素。紅花煎劑及流浸膏，能使子宮發生緊張性或者節律性收縮，療效很顯著，也具有降壓的作用，能維持很長的時間。

氣滯血瘀導致閉經

有位女士來看診，自述已經閉經半年。她本來月經就有些不規律，週期長，經量也偏少。有次和丈夫吵架時，正好是經期，吵架之後月經一下子就沒有了。以後就再也沒有規律過了，有時來有時也不來，經量逐漸變少，不僅顏色深，還夾有血塊，最後就乾脆閉經了。她說自己身體不好，又經常生氣，經常還會覺得頭暈目赤，心情煩躁，口苦咽乾，胸中總感覺不舒服，好像有口悶氣出不來。爭吵後，小腹有時伴有劇痛，難以忍受，甚至連按都不敢按。雖然一直都想要孩子，可一直也沒有懷上。

醫師給她看診，發現她臉色黯淡無光，舌質呈紫暗色，舌邊還有不少瘀斑、瘀點，正是氣血瘀滯的現象。她的脈沉弦而有力，說明肝火還是很旺盛。

活血通滯，對症下藥

　　醫師分析了這位女士的病情，認為她經常爭吵，最傷肝氣，肝氣鬱滯，行血不暢，瘀阻了沖任二脈，以致沖任氣血失調，就會導致經血閉止不行。因此在治療的過程中只有理氣活血，袪瘀通經，才能恢復正常的月經。於是就給她開出了一劑治療血瘀閉經的中藥名方，即「生化通經湯」。

　　這位女士連服7劑後，症狀已經大大緩解，月經如約而至，雖然量不多，時間也不長。醫師為了鞏固療效，還讓她經常用桃仁、紅花煮粥喝，活血袪瘀的效果更加明顯。經過兩個月的調治，這位女士的身體已經逐漸恢復了。

預防閉經，可採取以下措施：

● 經期要防止重體力勞動，同時要注意勞逸結合，協調沖任氣血。

● 經期要注意保暖，特別是腰部以下，不涉冷水，兩足不受寒，並且要禁食生冷瓜果。

● 加強體育鍛煉。

● 加強營養。多食肉類，禽蛋類，牛奶以及新鮮蔬菜，切記不可食用辛辣食物。

● 必須保持情緒穩定。

生化通經湯

材料	酒丹參12克，香附、土牛膝各9克，當歸尾、桃仁各6克，紅花3克，澤蘭12克。（如常腹痛，加6克乳香）
做法	水煎。
用法	分早晚溫服。
功效	活血袪瘀。治經行無定期，色紫有塊，小腹脹痛拒按，口燥不欲飲水，小便黃少不暢，大便燥結，舌黯紅或有紫色斑點，脈沉弦有力。

桃仁紅花粥

材料	桃仁10克，紅花6克，大米100克
做法	把材料混合煮成稀粥，加入紅糖調味即可。
用法	早晚溫熱服食。
功效	活血，理氣，通瘀。

雞血藤，
經行身痛救星

經行身痛是因血虛經脈失養，氣血運行不暢所致，主要表現是經期或行經前後，週期性出現身體疼痛。身痛隨月經週期而發，或遇經行則身痛加重，經淨後逐漸減輕，

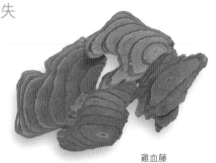

雞血藤

嚴重者則經淨數日仍身痛不止。很多女人一輩子逃不過經行身痛。面對這樣的病痛，建議不妨用雞血藤保護身體。

經行身痛困擾多年

曾有個病例，馬小姐25歲，雙腿疼痛已有5年之久。5年前，有次她下班時正趕上了暴雨，那時她正處於經期，因為沒有帶雨具，就淋雨回家了。當時也沒有感覺什麼不適。可是，經期過後兩條腿忽然非常疼痛，甚至不敢下床活動，特別是雙膝疼得最厲害。

剛開始看病的醫生都認為她患有風濕，可是服用一個月的藥物後，卻毫無效果。於是，馬小姐就找到了中醫師。醫師發現，夏季最熱的時候，人們穿着短袖都汗流浹背，馬小姐卻穿了一條羊毛褲保護雙腿。據她口述，在每次經前的兩三天，腿部就會有發熱的感覺，經量多時，疼痛還不是很厲害，經量越少，疼得越厲害，就連經水也是暗紅色。

醫師看到馬小姐面色無華，舌質淡紅，舌苔很薄，脈絡細弱，認為這

是由血虛引起的經行身痛，主要是因為身體本來有些弱，又被雨淋透了，傷了血脈，使沖任受損，血虛乏力，從而導致運行不暢。因而經行時氣血不夠用，四肢百骸也因此失去榮養，雙腿才會疼痛麻木。他建議馬小姐服中藥來養血活血，柔筋止痛。

調補兼濟，散瘀調經

中醫師細心思考了馬小姐的症狀和身體狀況，決定用中成藥「雞血藤片」試一試。

雞血藤，不但能調補兼濟，通暢氣血，還可以調節人體內分泌，散瘀調經，從而達到「通則不痛」的效果。雞血藤片是由雞血藤輔以少量藥用澱粉製成，集活血益氣、補血、散瘀和止痛於一身，且能調節人體內分泌，散瘀調經，從而迅速消除身體的疼痛。因此，不管經行身痛是由血瘀引起的，還是由血虛引起的，都可以用雞血藤來治

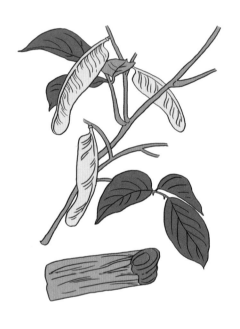

療。中醫師讓馬小姐每日用溫水服3次雞血藤片，每次3~5片，連續服用兩個月。

馬小姐按照中醫師的要求連續服用之後，雙腿已不再疼痛麻木，月經也正常了，面色變得紅潤。為了讓療效再鞏固些，中醫師讓馬小姐改用雞血藤燉瘦肉湯喝，改善她的血虛體質。不久，馬小姐的病就完全治癒了。

雞血藤瘦肉湯

材料　雞血藤20~30克，豬瘦肉200克

做法　把材料放入鍋內，加清水適量，武火煮沸後，文火煲約2小時，調味即可。

功效　調補兼濟，通暢氣血，調節人體內分泌，散瘀調經。

　　女性在經期身體酸痛麻木，肢軟乏力，月經量少，色淡質稀，並伴有面色蒼白或萎黃，神疲乏力，頭暈眼花，心悸失眠，舌淡苔白，氣短懶言，脈細弱無力等證，屬素體氣血虧虛，經行時陰血下泄，氣血更虛，筋脈失其濡養而引起身痛，治宜補氣養血，和絡止痛。可以用聖癒湯加味來調養身體，改善體質。

聖癒湯

出處　《蘭室秘藏》卷下《醫宗金鑒》

材料　熟地20克，白芍20克，當歸20克，黨參20克，炙黃芪20克，川芎10克，雞血藤20克，桂枝15克，延胡索15克，香附15克，炙甘草15克，紫丹參15克，大棗15克

做法　水煎。

用法　上述的藥方為一劑用量，水煎後分3次服，每天1劑。

功效　氣血虧虛，經行時陰血下泄，氣血更虛，筋脈失其濡養而引起身痛。

益母草膏，
治月經淋漓不止

益母草是每個女人不可缺少的良藥，能去瘀生新，活血調經。就像它的名字一樣，總是滲透着愛意。如果女性是因為血瘀引起的月經過多，益母草膏可為您效勞。

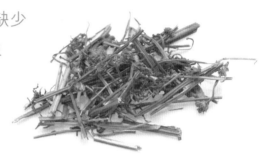

益母草

益母草為唇形科植物益母草的全草。一年或二年生草本，夏季開花，生於山野荒地、田埂、草地等。中國大部分地區均有分佈，在夏季生長茂盛、花未全開時採摘。味辛苦、涼。可以活血，祛瘀，調經，消水等。

月經淋漓不止怎麼辦

有位18歲的年輕女孩在母親陪同下來看診，自述經期一直都很準確，最近半年來，每次行經時間卻逐漸延長了。開始的時候要一週多經水才完全乾淨，最近三個月竟然淋漓不止。女孩也不知道是怎麼回事，又不好意思說，結果病狀嚴重了，不僅經色變成了紫黑色，還夾有血塊。小腹時而會疼，如果用手一按就會更疼。女孩有病了，精神也變得緊張，食慾下降，睡眠質量差，有時還頭暈、胸悶。

醫師看了女孩的舌苔，舌質有些紫暗，舌上還有不少瘀點；又發現脈象細澀。於是判斷女孩的症狀是瘀血阻於沖任二脈，以致新血不能循經而行，乘經行之際而在體內妄行，因而引起了月經過多。最好的辦法就是活血化瘀，安沖止血，讓她的月經回歸正常的軌道。

益母草膏，去瘀生新

　　醫師讓女孩每天口服兩次益母草膏，每次服用20克，連續服用1~2個月經週期，再減為每次服用10克，直到月經恢復正常為止。由於益母草的活血作用太強，化瘀之後如果還大量服用，經水反而會更多。

　　三個月後，女孩的月經恢復正常了。

　　很多女性用益母草美容，有的用益母草粉做面膜，有的調入蜂蜜直接泡水喝，可以起到養顏抗衰老的作用。那麼其中的道理在哪裏呢？關鍵就在於益母草能去瘀生新，活血調經，利尿消腫。

益母草膏

　　益母草膏是由益母草加工製成的煎膏，是一種棕黑色、稠厚、半糊狀的液體，可以直接口服，非常方便，雖然有些苦味，但也有甜味。

使用益母草須知

　　大家都知道，孕婦如果吃藥可能會傷到胎兒。可是，誰也不能保證在孕期不生病。如果孕期生病了，可以選擇一些中藥服用。但是，孕媽媽要記住，千萬不可服用益母草。因為吃了益母草類的藥物，有可能導致流產。

　　女性產後，子宮還沒有完全恢復，容易患子宮炎症，而益母草則能促進子宮收縮，利於排除瘀血，在哺乳期也不會對寶寶健康有不良的影響。

　　如果女性經期經常伴有小腹疼痛，並疼痛加重，月經量少，顏色較深並有血塊。可以在醫生的指導下化瘀調經，月經前服用含有益母草的中藥。

　　此外，有些女性患上了盆腔炎、宮頸炎等婦科炎症，以為僅靠服用益母草顆粒就能治癒，這種做法是不對的。單獨使用益母草一味藥，作用輕緩，並不能起到較好治療炎症的效果。因此，患有婦科炎症的女性，一定要去醫院接受正規治療。

阿膠糯米粥，
改善血虛體質

　　月經延遲，少則延後一週以上，多則三四個月來一回，中醫稱為「月經後期」，血瘀和血虛都是月經後期比較常見的誘因。對於血瘀引起的月經後期，女性可以沖服益母草蜂蜜水，活血化瘀效果非常好。而對於血虛引起的月經後期，阿膠和糯米能發揮補虛補血的功效。用它們來熬粥補養身體，養血調經，最好不過。

血虛，引發月經不調

　　33歲的戴女士因月經不調來看診，自述小時候身體就很瘦弱，自從13歲月經初潮後，幾乎每個月都不太正常，總是會延後十幾天，或二十幾天，嚴重的時候還會四五個月才來一回，並且經期的血量也不多。婚後經量越發少了，顏色也變成暗紫色。有時會感到頭暈、心悸失眠、手足無力、渾身沒力氣。

　　醫師發現戴女士脈沉細弱，舌苔薄白，舌色暗淡，因此診斷為血虛引起的月經後期。醫師認為戴女士從小體質就弱，身體氣血虧虛，以致沖任二脈長期受損，血海不能及時滿溢，所以月經的週期會延後，經量減少。血虛的人氣血中營養不足，就會經色丹紅，經質清稀。血虛也使血液運行乏力，不能湧上頭面和四肢，所以有時就會頭暈眼花、面色蒼白或手麻木。根據她的情況，醫師開出了阿膠糯米粥這個粥方，讓她調養身體。

阿膠糯米粥，補血虛、養氣色

　　阿膠是驢皮膠，能補血滋陰，潤燥止血，是女人養血調經的常用補血藥，甚至被認為是補血虛的首選之藥。特別像是體弱多病，血虛陰虧的人，一年四季都可服用，阿膠因由驢皮熬製，屬血肉有情之品。糯米中則含有蛋白質、糖類、脂肪、糖類、磷、鐵、鈣、維他命 B_1、維他命 B_2、鹽酸及澱粉等，營養豐富，為溫補強壯食品，具有補中益氣，健脾養胃，止虛汗之功效，對脾胃虛寒，食慾不佳，腹脹腹瀉有一定的緩解作用，同時糯米有收澀作用，對尿頻，盜汗有較好的食療效果。兩味滋陰養血、藥食兩用的天然食材熬煮成粥，能有效改善血虛體質，從而達到調經順氣的療效。

　　戴女士堅持服用了一個月的阿膠糯米粥，月經後期的情況有了好轉，經量和經色也都有所改善。醫師告訴她，只要堅持下去，身體也會有很大的改觀。

阿膠糯米粥

材料　阿膠20~30克，糯米100克，紅糖15克

做法　先將糯米洗乾淨，入鍋加清水煮製成粥，再加入搗碎的阿膠粒，邊煮邊攪均勻，加紅糖服食。

用法　一個療程是3~4天。

功效　滋陰補虛，養血止血。

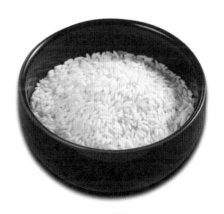

糯米

當歸艾葉湯，
化解痛經

　　女性在經期的前後，出現小腹或腰部疼痛，甚至痛及腰骶，被稱之為痛經。隨着月經的週期而發，嚴重的女性可能伴有噁心嘔吐、冷汗淋漓、手足厥冷，甚至昏厥，這樣會給工作和生活帶來相當大的影響。

　　為什麼會痛經？是因為寒氣侵入沖任，血為寒凝，氣血運行不暢，就會導致痛經的發作。只有溫通血脈，疼痛才會消失。艾葉理氣止血，溫經散寒，是很好的治療寒凝導致瘀型痛經的中藥。

寒凝痛經要及早治療

　　一位老人家帶着孫女來看診，告訴醫師女孩每次月經期間都會腹痛難忍，而且斷斷續續差不多有一年的時間。醫師查看了女孩的面相和脈搏，只見她面色淡白，舌質微暗，苔薄白，脈沉緊，帶有血虛之象。

　　醫師問女孩，是否過去一段時間有受涼的情況？女孩說，有天肚子疼，晚上睡覺沒有關窗戶，結果感冒了。沒過幾天月經來了，最初幾天肚子疼得很厲害，簡直就像針紮一樣，碰都不敢碰，嚴重的時候還伴有噁心和嘔吐，手腳全都冰涼。月經剛來的時候經水也不多，紅色紫暗多塊。一直到經期過去了，疼痛才會消失。後來每次來月經就會痛經，非常痛苦。

　　醫師認為，女孩的痛經屬於寒凝致瘀。晚上風邪帶動寒氣侵入沖任，血為寒凝，以致沖任瘀阻，氣血運行不暢，導致「不通則痛」。這也是引起痛經最常見的病因。

當然，血瘀、血虛、血寒經常會引起痛經。
醫師建議血瘀者用山楂泥來治療；血虛者用黃
酒泡阿膠10天以上，加入冰糖服用；寒凝痛經
如果不及早治療，溫通血脈，疼痛就不會消失，
還容易引起別的症狀。其實很多婦科病如果不
及時治療，很容易引起別的症狀，甚至會影響
女人一生的健康。

氣血不足的女士，常常
腳涼怕冷，可經常用艾
葉來泡腳，溫通血脈，
不但能溫暖全身，還對
睡眠有益。做法是將艾
葉用紗布包好捆緊後煮
熟取汁，再放些乾薑
片，用汁水泡腳，做足
部按摩。這方子對畏寒
的女性很有幫助。

當歸艾葉湯，溫經暖宮、調血止痛

醫師給女孩開了一味「當歸艾葉湯」。女孩
堅持服用不久，痛經有了很大改善。

艾蒿是一種極好的藥，能理氣止血、溫經散寒。「當歸艾葉湯」是治療
女性寒凝痛經的名方，能溫經暖宮，調血止痛，並且效果極佳。

當歸艾葉湯

出處	名中醫蒲輔周的常用驗方
材料	艾葉15克，當歸30克，紅糖60克
做法	取艾葉和當歸做湯，再以紅糖做引，每次煎取3杯。
用法	分3次熱服，連續服用。
功效	溫經和血，活血去瘀，用於血寒痛經所致不適。

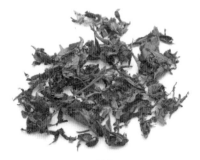

艾葉

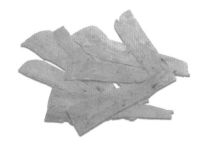

當歸

艾附暖宮丸，
驅濕邪、避寒涼

　　人常說：「女人是水做的，水熱了也不行，水冷也不行」。女人遭受寒涼氣候的侵襲，身體就會不舒服，尤其是經期，一定要注意自身的保暖，避免給身體帶來不適。

　　寒邪入體，阻滯沖任二脈，致使月經過少。此時，如果用艾附暖宮丸（大蜜丸）來止血暖宮，驅除寒氣，才能恢復正常月經。

血瘀體虛，導致月經過少

　　呂小姐剛滿30歲，身體一向很瘦弱。剛生了一個女孩，因為身體弱，一點乳汁都沒有。後來開始工作，整天過度勞累，沒有精力去保養自己的身體，因而身體更加不好。最近小腹經常刺痛難忍，腰部左側的地方又脹又酸，想要直起身都很費勁。最近兩次經期月經變得很少，剛來兩天就幾乎沒有了，月經是暗紫色的。

　　中醫師發現呂小姐舌質暗紫色，舌苔白滑，脈象沉緊。再結合她最近的身體狀況，可以肯定她的病症是寒邪瘀阻胞宮，氣血凝滯引起的月經過少。

寒邪是怎樣來的呢

　　寒邪有兩種，有些人是體內生寒，有些人是外感寒邪。外感寒涼最傷女人的身體，非常容易導致月經不正常，呂小姐的情況就是這樣，她月經一直很正常，所以醫師判斷她一定接觸了寒涼的食物。追問之下，呂小姐

承認夏天吃了很多寒涼的食物。

　　這就是病症的根源。呂小姐很瘦弱，寒邪入體，會影響血液的正常運行，阻滯沖任二脈，侵襲胞宮，導致了氣血凝滯，緩慢運行，就會引起月經過少。因此只有溫通血液，驅除寒氣，讓「凍僵」的血液重新流動起來，才能改善寒氣肆虐的狀況，月經情況也能隨之而改善。

中醫師提醒，一定要注意食物的冷熱，不要太隨意。記住要防寒保暖、不要沾到涼水，不要着涼，不要多吃生冷食物，別太過勞累。不好的飲食習慣應該捨棄，才能真正的驅除病根，身體才能健康。

艾附暖宮丸暖宮調經

　　醫師給呂小姐開了一劑「艾附暖宮丸」(大蜜丸)，讓她每天口服3次，一次1丸。艾附暖宮丸，是由多味理氣止血、溫經散寒的中藥組成，用來暖宮調經非常有效，因而一直是治療經期腰腹冷痛、經血量少等病症的名藥。用它給呂小姐治療月經過少的症狀最合適不過了。

　　治療月經過少的病症，最關鍵的是治好了千萬不要再犯。想做到這一點，也是非常不容易的，因為有些人不會按醫生的要求去做，最終導致病情再犯。

　　慶幸的是，呂小姐按照中醫師的囑咐去做，按時服藥，嚴格選擇食物，避免食用寒涼濕邪的東西，如水果、雪糕等。過了一段時間，果然病情有了很大改善，月經過少的毛病也沒有復發，身體素質也比以前好多了。

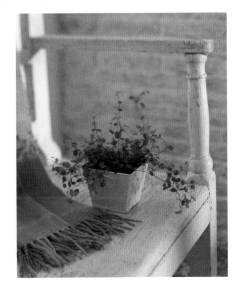

兩地湯，
治療陰虛血熱

　　許多婦科疾病的根源是陰虛血熱，而女性卻很少能真實感受到這些，直到生病了，才能看清楚它的危害。陰虛血熱損傷了沖任二脈，血海不寧，導致經血淋漓不止，很久也不乾淨。這時，如果在兩地湯原方的基礎上，通過加減一些藥物，養血滋陰，清熱調經，療效十分好。

勞累導致陰虛血熱

　　有位女士來看診，她面容憔悴，臉色晦暗，兩邊顴部通紅，手心發燙。她自述平時工作繁忙，最近月經出現了問題，兩次經期都特別長，經水總是不乾淨。剛淨了沒幾天，下次月經又來了，還是淋漓不止。每次的經水很少，是那種黏稠的暗紅色。不但月經不正常，最難受的是渾身上下熱的透不過氣，咽乾口燥，總想喝水。

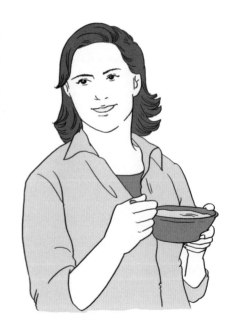

　　醫師看了她的舌苔，舌紅苔少，幾乎沒有津液；給她把了脈，脈也細數，有很明顯的陰虛內熱的跡象。因而斷定她的症狀就是陰虛血熱引起經期延長。

兩地湯的調經作用

　　這位女士陰虛血熱損傷了沖任二脈，血海不寧，所以經血淋漓不止，很久也不乾淨。陰虛血虧，經水的量就少；血熱火旺，經水就黏稠並呈現暗紅色。而潮熱顴紅，手心熾熱，咽乾口燥等，都是陰虛內熱最典型的特徵。

　　於是醫師開出了一劑「兩地湯加減方」。這兩地湯，原本是生地、地骨皮、玄參、白芍、阿膠、麥冬六味藥組成的藥方，是用來調經的。兩地湯加減方是在原來的基礎上再加了女貞子、旱蓮草、烏賊骨、茜草，常用於治療陰虛血熱引起的經期延長，養血滋陰，清熱調經，療效非常顯著。由於這位病人每次經期的月經量都很少，醫師又加入了熟地、丹參，去除了烏賊骨，以增強補血補虛的功效。

　　醫師叮囑病人按時按量服用兩地湯之外，還要適當休息，放慢工作節奏。這位女士遵從醫囑，沒過多久就恢復了健康，月經正常了，面色紅潤了很多。

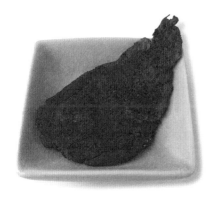

生地

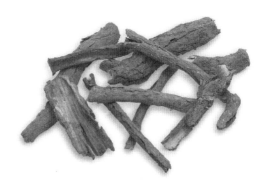

地骨皮

第**6**章

更年期調血
遠離早衰............

每個女人都希望自己面色紅潤，氣質優雅地生活。隨着年齡的增加，逐漸變老也是不可回避的話題。更年期的到來，讓很多女性非常困惑，不知所措，經常會發脾氣……它的到來，似乎讓女性重新變了一個人。因此，做好更年期的準備和調養，女性才會更久保持健康美麗。

自我調養，
健康後半生

更年期是每個女人都會經歷的階段，也就意味着女人的卵巢功能走向衰退，更意味着女人正在加快衰老。因此，對於天生愛美、視青春美貌如生命的女人而言，這個過程是相當可怕和痛苦的。這個時候，保持良好的心態以及科學飲食調養，能讓更年期也成為人生中的美好時光。

原來是更年期在作祟

將近50歲的李女士突然變得蓬頭垢面，臉色很差，目光遊離，脾氣很大，動不動就會生氣，有時還會動手摔碗筷。原來近半年她月經一直斷斷續續，有時候一兩個月也不來。如果來的話，經量會特別多，弄得她很煩惱。很明顯她正處於更年期。

中醫學上，更年期綜合症被稱為「絕經前後諸症」或「臟躁」。主要原因是女性在絕經前後，體內先天的腎氣開始逐漸衰竭，精血出現不足，造成臟腑功能的失常。有些女性會出現月經紊亂、內分泌紊亂、面部潮紅、烘熱汗出、心悸失眠、眩暈耳鳴、煩躁易怒、浮腫乏力、腰膝酸軟等情況，精神上、情緒上出現不穩定、容易激動、抑鬱等現象。

不同的人更年期的年齡段不同，早的是在40歲，晚的60歲才開始。也有些女性不知不覺就過去了，有人則在這階段會折騰一兩年。這主要是因為女性體內的卵巢作祟。卵巢就像女人體內的「小花園」，裏面藏着許許多多「種子」，也就是卵細胞。隨着人年齡增長，「種子」逐漸長大，終於有一天離開了「花園」到了輸卵管裏，等候着精子的到來。

這是卵巢的重要功能之一，卵巢的另一個功能是合成並分泌性激素，比如雌激素、孕激素、雄激素等20多種激素和生長素，調控着人體骨胳、免疫、生殖、神經等九大系統的400多個部位。隨着年齡的增加，卵巢的功能會衰退，進而表現出更年期綜合症。

更年期自我調理

更年期階段要保持熱能攝取平衡。人體基礎代謝隨着年齡上升而下降，停經後代謝下降速率會更快，再加上更年期後女性的活動量大大減少，所以更年期女性每天攝入的總熱量，應要比年輕女性減少5%~10%，通常每天1500千卡為宜。

更年期女性每天適量攝入大豆製品，可以緩解更年期症狀。由於大豆及大豆類植物中含有異黃酮等成分，結構與人體雌激素類似，能與人體雌激素受體發生作用，從而起到類似雌激素樣的效應。因為大豆中的異黃酮是天然植物雌激素，並非真正意義上的雌激素，容易分解，不會堆積在體內，因此沒有外源性性激素的毒副作用。除了大豆之外，有些食物也含有植物雌激素，比如小麥、黑米、洋葱、扁豆、石榴、蘋果、葵花子、葡萄等食物。每天盡量攝入多種五穀雜糧、水果、蔬菜，不僅補充了微量植物雌激素，還為身體提供了多種營養素。

女性停經後，容易發生骨質疏鬆，所以在平時的生活中要盡量多吃高鈣的食物，比如牛奶。更年期的女性也可以根據自身不同症狀，選擇不同功效的食物來進行調理。月經頻繁、經血量多引起的貧血者，可以選擇含鐵和蛋白質豐富的食物；伴有情緒不安、煩躁、失眠等症者可選擇維他命B雜豐富的食物；身體發胖、膽固醇增高者，應食用優質蛋白和含膽固醇低的食物。經常食用有益氣、健脾、補血功能的紅棗、蓮子、紅豆、桂圓等，對改善更年期綜合症大有好處。需要注意，更年期女性吃的食物不宜過鹹，每天攝入食鹽量不能超過6克。

黃色食物，
還女人第二春

生活中常見的食物五顏六色，有黑色、綠色、紫色、黃色等，每一種顏色的食物都具有獨特的功效。以黃色食物為例，它可以健脾，增強腸胃功能，恢復精力，補充元氣，進而緩解女性激素分泌減少。如果女性要改善激素分泌的狀態，先要從吃黃色食物開始，因為它是女性激素分泌的原動力。

五臟六腑喜歡不同顏色食物

中醫學認為：人是一個統一的機體，五臟與五行、五味、五色是相生相克的關係。不同顏色的食物，與人體的五臟六腑具有陰陽調和關係，合理地搭配飲食，有助於促進激素的分泌。人體的五臟中，腎、肝、脾各自有着比較偏愛的食物。腎臟就偏愛黑色和帶有自然鹹味的食物，比如：黑

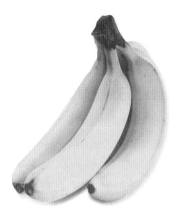

香蕉

芝麻、黑木耳、香菇、黑豆、蝦、黑米、貝類等；肝臟偏愛綠色的食物，比如：菠菜、白菜、生菜、韭菜、芹菜、西蘭花等；脾偏愛黃色且有自然甜味的食物，比如：黃豆、橘子、南瓜、粟米、檸檬、香蕉等。

黃色食物具有健脾、增強腸胃的功能，對女性激素分泌減少出現的症狀有一定作用。黃色食物對消化系統也很有療效，對記憶力衰退有幫助。女性多吃黃色食物，有利於健脾胃養氣血。

激素短缺，引起更年期疾病

女性卵巢分泌的雌激素和孕激素，是孕育新生命和維持母體健康不可缺少的。隨着年齡的增長，女性體內的激素不斷變化。處於21~22歲是青春的巔峰時期，也是內分泌系統功能最頂峰的時期。從25歲開始，體內激素的含量便以每10年下降15%的速度逐年減少，人體的各個器官組織也開始逐漸老化萎縮，皮膚明顯黯淡，精神不佳。60歲時，女性激素分泌量只有年輕時的1/5左右。

所以說，激素短缺是引起更年期系列症狀的罪魁禍首。女人對自身體內的激素變化反應比男性要強烈，因此女性更年期症狀較為普遍，而男性則較少。女性最早可以在35歲或40歲開始，當雌激素的濃度急劇降低時，燥熱潮紅、抑鬱症、失眠、易怒的症狀，會變得十分嚴重，尤其是患有絕經期前症候群、卵巢囊腫以及其他激素失調症狀的女性，更年期開始時間會較一般人早。

人體與激素分泌關係最為密切的是肝、脾、腎。腎臟具有調節激素分泌平衡作用，並對身體出現的不良症狀會做出反應。激素分泌失調時，肝臟是對身體起支撐作用的關鍵；而肝和腎能正常運作，完全要歸功於脾。因此，要改善激素分泌失調導致的不良症狀，要從健胃、健脾開始。

女性要從健脾健胃開始

脾胃是後天之本。人體氣血來源於脾胃運化。氣血充足，面色紅潤，肌肉豐滿堅實，肌膚和毛髮光亮潤澤，外邪不易侵犯，身體不易發病，容光煥發，身體矯健，自然也就健康長壽。反之，脾胃運化失常，氣血化源不足，就會出現面色萎黃、肌肉消瘦，肌膚毛髮枯萎無光澤，外邪很容易入侵，體內容易發生疾病，面色枯槁，髮疏易脫，身形萎縮，多病多患。

中醫學認為：脾主思，如果一個人思慮的過多，就會導致脾虛，脾虛就會加重多思、多慮。脾氣虛，人就沒有情緒；脾氣好的時候，人會感覺

渾身非常舒服。因此，脾和人的情緒有關係，脾虛了，人就會多疑，再往下發展就會得精神疾病。

也正是因為脾胃的重要性，古代就有醫學家提出：「補腎不如補脾。」對於脾胃虛弱的病人或更年期的女性，主要運用「益氣」或「補中」的辦法來加強後天功能。

黃色食物，女性健康的保障

黃色，在過去是皇族的象徵，代表着至高無上的權利。也由於黃色和土相近，在五行中屬土，但凡與土結合，或屬於土的事物，就高於其他事物而佔據主導地位。由此一來，五色中就以黃為貴，臟腑中就以脾胃為貴。

脾胃喜歡黃色食物。南瓜能減低血糖，緩解症狀。多吃南瓜是女性輔助保健的一種好措施。南瓜中含有豐富的無機鹽和微量元素，對維持肌體健康具有極其重要的作用。南瓜還含有較豐富的鉀、鈣、鎂，而鈉含量較低，微量元素硒、鐵、鋅含量較豐富。

黃豆富含豐富的蛋白質與鈣質，再加上飽和脂肪較肉類少，沒有膽固醇。它含有一些具有藥效的微量物質，比如有減肥作用的皂素，含有降低血液膽固醇作用的植物固醇，及含有抗氧化、預防老化作用的維他命E，同時，黃豆中的油脂對血小板凝聚力具有抑制作用。

香蕉中含有大量的纖維素和鐵質，有通便補血作用。鐵質是造血的主要原料之一。有些產婦產後失血較多，需要補血；多愛臥床休息，胃腸蠕動較差，經常就會便秘。產婦多吃些香蕉可以防止產後便秘和產後貧血。

梨富含維他命A、B、C、D和E。含有能讓人體細胞和組織保持健康狀態的氧化劑，也可以幫助人體淨化器官、儲存鈣質，同時還能軟化血管，能夠促使血液將更多的鈣質送到骨骼。吃梨還對腸炎、甲狀腺腫大、便秘、消化不良、厭食、貧血、尿道紅腫、痛風、尿道結石、缺乏維他命A引起的疾病有一定療效。

豆製品，
讓女人更有味道

　　《神農本草經》中記載「生大豆，味甘平。除癰腫……止痛」。《食物本草會纂》記載，黃豆「寬中下氣，利大腸，消水腫毒」。中醫學認為，黃豆具有補脾益氣，清熱解毒的功效，豆腐、豆漿、豆芽等豆製品，具有益氣、和脾胃、消脹滿的作用。由此可見，豆類食品對女性補

黃豆

益氣血有顯著的功效。女性多吃豆製品對健康有很大益處。

　　想留住美麗，讓自己更有女人味，就要多吃豆製品，像純豆漿、五穀豆漿、豆製品等都是不錯的選擇。

豆製品的營養價值

　　在所有的豆製品中，黃豆有「豆中之王」之稱，被叫做「植物肉」、「綠色的牛乳」，營養價值很豐富。乾黃豆中含高品質的蛋白質約40%，為其他糧食之冠。中國是黃豆的故鄉，從商周到秦漢時期，大豆主要在黃河流域一帶種植，是人們的重要食糧之一。

　　經過科學實驗證實，大豆不但具有抗癌作用，還能協調人體內分泌功能，並能起到預防多種疾病的作用。在美國，女性因為更年期雌激素下降，

患更年期綜合症的人可達到85%，而日本只有20%。這是因為日本女性基本上每天吃豆製品。

黃豆還具有良好的潤澤肌膚、去黑增白的功效。《本草綱目》中説它有「容顏紅白，永不憔悴」、「作澡豆，令人面光澤」的作用。《本草拾遺》認為豆粉「久服好顏色，變白不老」。《名醫別錄》認為黃豆芽具有「去黑，潤肌膚皮毛」的作用。

曾經有一個面臨絕經的女士詢問中醫師，説自己月經馬上就沒有了，想吃點雌激素藥物。醫師並沒有答應這位女士。因為服用雌激素有利有弊，像有的女性因疾病切除了卵巢，需要服用雌激素，補充後能使自己的精力更好，皮膚更光潔。但是，長時間服用激素藥物，會導致骨質疏鬆和循環系統疾病，還有可能導致乳腺癌。再説，服用雌激素也不能延長月經，因為女性體內的卵子數量是一定的。到了絕經期，卵巢不能排卵，自然不能來月經了。於是，中醫師向她推薦多喝豆漿。過段時間來覆診，果然看她容光煥發，狀態好了不少。

更年期女性不可離開豆製品

對於更年期的女性而言，在這一時期大多會有潮紅、烘熱和陰道炎等症狀，這些都源於卵巢功能的衰退。所以，多吃大豆和豆製品，其中含有的豐富纖維素，在腸道中好像「清道夫」。豆製品不但能及時清除腸道中的有害物質，還能保持大便通暢，又可以調節體內的熱能，維持血液平衡，並可以促進絕經期女性陰道細胞的活力。

所以，女性平時要多吃大豆或豆製品。

早上可以喝一杯純豆漿，或五穀豆漿，中午和晚上可以稍稍吃點豆腐、豆皮之類的豆製品，就足夠補充女性一天所需要的雌激素。天天如此，只要堅持，就能取得明顯效果。

酸棗仁、棗皮，
緩解更年期症狀

更年期是女人一生中必須經過的驛站。而酸棗仁、棗皮，就是平順度過更年期的寶物。

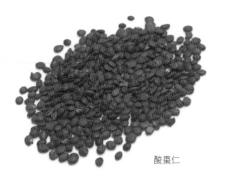

酸棗仁

更年期的女性變化很大

有位女性40多歲，進入了更年期。她的症狀很明顯：經期比以前提前了，量很少，有的時候還有遺尿的現象；無論在什麼地方，臉上忽然就會變得通紅，汗水也不自覺地留下來，讓她感覺很難堪。最近經常出現心悸失眠、口乾舌燥、頭暈耳鳴；記憶力也不如以前了，常常忘記自己剛才做了什麼；有的時候就會莫名其妙地焦慮、心急，老想發火。她說，自己以前的脾氣可不是這樣的，現在發這麼大的火，就連自己也無法控制。

治療更年期的藥物

更年期綜合症在中醫裏稱「經斷前後諸證」，大多數是因為女性在絕經前後肝血虛弱、腎精虧損引起的。而肝藏血，腎藏精，肝腎同源，精血同源，腎精依賴肝血的化生，而肝血也是需要腎精的滋養。如果肝血不足，就會導致腎精虧損，而腎精虧損，就會導致肝血不足。因此，緩解更年期來臨後的症狀，主要是調肝補腎，然後根據具體的情況對症治療。

酸棗仁和棗皮，作為常見中藥，兼藥食兩用。不但具有補肝養神、養心安神的功效，還對身體有益處。《本草綱目》記載：「酸棗仁，甘而潤，

故熟用療膽虛不得眠，煩渴虛寒之證；生用療膽熱好眠。」也就是説酸棗仁能養肝，寧心，安神，斂汗。又記載：「山茱萸止小便利，秘精氣，取其味酸澀以收滑也」。其實山茱萸就是棗皮，有滋陰益血、補益肝腎、收斂固澀之功。中醫曾經用這兩種藥材治療小便不利的症狀，尤其治療更年期綜合症，效果非常好。

酸棗仁和棗皮，女性更年期寶貝

用酸棗仁、棗皮(山茱萸肉)、粳米製作的酸棗仁棗皮粥，能很好治療更年期症狀。每天吃一次，堅持吃10天，就能見到效果。味道甘酸可口，開胃利口，對於害怕中藥熬製麻煩，入口苦澀的女性，最合適不過。

在食補的同時，醫師還建議那位女士，要保持心情愉快，心胸開闊，經常多曬太陽，多進行體育鍛煉。

果然，沒到20天，病患來覆診，説症狀已經消失，心情也很好。

酸棗仁棗皮粥

成分	酸棗仁，棗皮(山茱萸肉)，粳米，白糖適量
做法	先把酸棗仁、棗皮放到一起煎汁，然後去除殘渣，把藥汁倒進洗好的粳米裏，一同煮粥，等粥熟時加入適量的白糖調味即可。
功效	補肝腎，養心安神。適用於婦女更年期綜合症及肝腎不足所致的夜寐不安，面部潮紅，手足心熱，頭暈耳鳴，小便頻數等。

核桃仁，
預防骨質疏鬆

　　當女人絕經後，骨頭就變得越來越脆，很容易發生骨質疏鬆。那麼，怎樣避免骨質疏鬆呢？

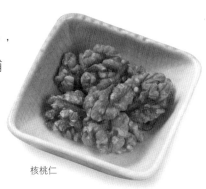

核桃仁

　　平時生活中要健脾養血、補腎填精，經常多吃核桃仁，它具有補血養氣、補腎填精的功效，還能延年益壽。並且還可以防禦骨質疏鬆症的發生機率。核桃是女性養生必不可少的上等品。

絕經後引起的骨質疏鬆症

　　女性絕經後骨質疏鬆屬於原發性骨質疏鬆的I型，在中醫裏則歸於「骨萎」「虛勞」的範疇。骨質疏鬆是中老年女性常見的疾病，不但讓人痛苦，也難以治癒。因此，學會預防骨質疏鬆的發生很重要。

　　很多女性在絕經後經常感到腰酸背痛，四肢酸軟，手腳都覺得沒有力量，做事沒多久就覺得累，自我感覺非常不好。曾有位女性，在三個月內就骨折了兩次。不但骨質疏鬆，而且身體很虛，飯量很少，飯菜裏面的油水稍微大一點，就會發生腹瀉。前來中醫就診，中醫師發現她舌質淡、苔薄白，脈細無力，認為她除了腎虛之外，脾胃的功能也不是太好。在短短時間內連續兩次骨折，應該是因為脾腎兩虛引起的。其實這也是絕經後骨質疏鬆最基本的病機。

核桃仁讓女性遠離骨質疏鬆

腎是人體的先天之本，腎主骨，腎虛則骨弱。《醫經精義》中說：「腎藏精，精生髓，髓生骨，故骨者，腎之所合也」。而女性在絕經後，由於腎中精氣漸虧，因此發生骨質疏鬆的概率非常高。

同時，骨質疏鬆症也與脾胃有關係。《黃帝內經》中說到：「謹和五味，骨正筋柔，氣血以流，腠理以密」。脾是氣血生化的原動力，主運化水穀，又是後天之本，「後天養先天」，因而可以充養腎精。脾胃好則筋骨強健，脾胃虛弱則不能生髓養骨，筋、骨、皮、肉、血脈都弱，就容易發生骨質疏鬆。因此，要想避免骨質疏鬆，就要健脾養血，補腎填精。

那用什麼補最好呢？核桃仁是食療的佳品，能補血養氣，開胃潤肺，補腎填精，止咳潤燥。《神農本草經》中把它列為久服輕身益氣、延年益壽的上品。用核桃仁做補脾益腎的藥粥，完全可以用來預防骨質疏鬆症。取粳米、核桃仁、懷山藥、蓮子，再加入適量的巴戟天，黑眉豆和鎖陽，熬煮成粥即可。巴戟天和鎖陽是專門補腎的藥物，但藥性很大，只需要借些味就行。其他的食材也都是些補血益氣、養神健胃、強壯筋骨之物，經常服用此粥，不但沒有油膩的感覺，營養價值也很豐富，對預防脾腎兩虧的骨質疏鬆症是非常有療效的。

核桃仁粥

材料　粳米100克，核桃仁50克，懷山藥、蓮子各20克，巴戟天、黑眉豆和鎖陽各適量

做法　把材料加水，熬煮成粥。巴戟天和鎖陽另外用紗布包裹入鍋，粥成後撈出藥包。

用法　每日服用一次。

功效　補腎健脾，強身健體，預防女性絕經期骨質疏鬆。

　　一個月後，這位女士回來覆診，她說在這期間食用核桃仁粥後，身子骨比以前確實結實了，再也沒有發生過骨折、扭傷這類事情。

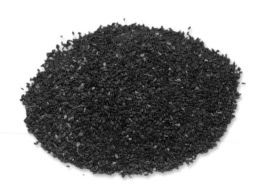

黑芝麻

　　女性隨着年齡的增長，身體骨質疏鬆的趨勢是不可逆轉的，只有一直堅持預防，才能有效地延緩骨質疏鬆症的速度。

　　除了經常服用核桃仁粥，還可以做點核桃仁黑芝麻粉，經常沖服。黑芝麻也能滋補肝腎，是延年益壽的好補品，對預防骨質疏鬆的作用非常好。

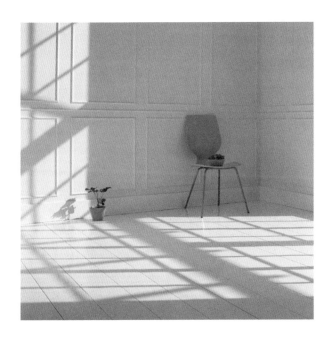

玫瑰龍眼百合粥，
減緩氣血的衰退

隨着女性的年齡不斷增長，整體的氣血水平逐漸衰退。如何延緩這一過程？讓女性保持女人味呢？

玫瑰龍眼百合粥不但補血，又能行氣，龍眼肉跟阿膠一樣有養血功能。再加上玫瑰和百合，加粳米一起煮粥，或晚上或早上喝，療效很顯著。

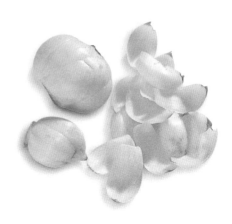

百合

女人煩惱時刻圍繞

現實中很多女性平時感覺月經來的時候麻煩，可是一旦停經了，人衰老加快，又怕很多疾病隨之而來。

停經是正常的生理現象，但女性的生理特點與血有不可忽視的關係，已經習慣了多年的經期變化，如果一旦停止，身體自然會有很大的反應。假如停經的過程相對平穩，對女性的影響不大；如果一旦停經的過程波動較大，可能對身體就會產生不良影響。如果要把身體保養好，一定要在絕經期進行心理調節和身體上的調節。

75歲老中醫的養生經

　　一位女中醫師，祖上世代行醫，現在75歲高齡，仍保持着年輕的容貌。她步履輕盈、身材勻稱，面色紅潤，皮膚有光澤，有彈性，只有少許細淺的皺紋，臉上沒有任何老年斑或色素沉着，而且雙目有神，精力充沛。

　　她認為，女人一到45歲，一定要注意保養。特別是更年期，從中醫的角度說，就是養血，散氣。氣血的量正常，才能確保體內臟腑有足夠的滋養，功能才能正常。40歲以後，特別是到了45歲，血不足，氣有餘，就要補血滋陰，同時也要適當地消耗多餘的氣。氣多，不是絕對的多，是血少了，就顯得氣多了，因此要疏導多餘的氣，同時養好血，這樣就沒有問題了。

　　隨着女性的年齡不斷增長，整體的氣血水平逐漸衰退。這就好比一個原本能裝十升水的木桶，隨着歲月的洗禮，木質的破壞，漸漸有破裂的地方，現在只能裝五升水。這個時候，單純通過加水（健脾胃的方法）來維持十升的容量，已經稍顯不足。應該在加水的過程中考慮補漏修桶。換句話說，應當在健脾胃的基礎上，減緩氣血的衰退，固本培元。

老中醫的健脾艾灸法

　　老中醫認為，培腎固本補益元氣最好的方法就是艾灸關元穴。艾灸並不是只用來治病的方法，古人經常用艾灸保健，在劉禹錫的詩中這樣寫道：「廢書緣惜眼，多灸為隨年。」。

　　中醫灸法中更有一種「隨年壯」，就是多少歲就灸多少壯，就是說年紀大了就要多用艾灸。

補血調血的方法

　　説完健脾養血的法子，那要怎麼散氣呢？當血不足的時候，氣就沒有什麼東西可以附着，也就會在臟腑之間躥行。所以更年期前後的人情志變化較大，可以按摩四關穴來調整。其中的合谷穴屬多氣多血之陽明經，能補氣、瀉氣、活血；太沖穴屬少氣多血之厥陰經，能補血、調血。

　　除此之外，還有個粥方，玫瑰龍眼百合粥，既能補氣又能補血。公認的補血聖藥阿膠，很多人吃不慣味道，所以可以用龍眼肉來替代。龍眼肉一樣養血補氣。用龍眼肉、百合、玫瑰花蕾加粳米一起煮粥，顏色味道都好。早晚飲用，不但補氣還補血，效果很好，是女性最好的保養粥。

　　只要養好血，女性不管是在更年期還是在停經後，都可以擁有女人味，處處都散發着美，時刻都和魅力同在。

玫瑰龍眼百合粥

材料	玫瑰花蕾5克，百合10克，龍眼10克，粳米100克
做法	將以上材料淘洗，加水煮粥即可。
用法	早晚服用。
功效	補氣補血，適用於更年期調養。

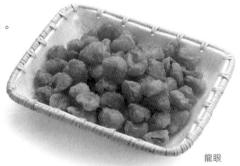

龍眼

靜養功，養生袪病

靜養功是道家流傳下來的一種養生袪病的功法。初學者主要以袪病為主，然後練大功以固三寶而延年益壽。

眾所週知，更年期的女性最大的特點就是「躁」，脾氣非常大，過後自己又覺得很後悔，如果更年期的女性可以學習靜養功，就可以避免亂發脾氣的現象，也可以讓自己情緒平順。

靜神靜修靜坐法

早在幾千年前，莊子就提出了「恬淡寂寞，虛無無為」才是「天地之平，而道德之質也」的觀點，從而得出了「純粹而不雜，靜一而不變，淡而無為，動而天行，此養生（神）之道也」的結論。

據《養生四要》也說：「人之學養生，日打坐，日調息，正是主靜功夫。但要打坐調息時，便思不使其心妄動，妄動則打坐調息都只是搬弄，如何成得事？」意思就是說，靜神是靜修鍛煉的前提和基礎，也正如水面平靜時，才能看得見湖底一樣，當情感和思想中斷、身體和心靈放鬆時，才能進入靜氣的世界。這也正應了《黃帝內經》中推崇的「呼吸精氣，獨立守神」。

靜坐法的口訣：

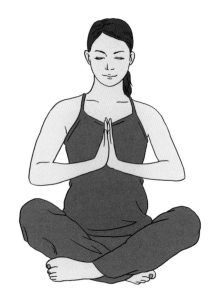

　　靜坐止念忘情，心死神活，厚鋪坐褥，寬衣解帶，於子時，向東盤坐，端身，直背，唇齒相着，舌柱上肥，以塞兌口耳以返聽。微開其目。以垂眼簾以神光及眼光，自元宮迴光返照於臍下。

　　靜室：選擇安靜和空氣清新的地方，使無喧擾之患。

　　止念：集中意念於下丹田，斷滅一切交念，念有一毫散亂，神不純陽。

　　忘情：物、我兩忘。忘情即性複忘，非真忘，胸次靈明。

　　心死：以息息心。

　　神活：人心之靈明。

　　厚鋪坐鎮：使體不倦。

　　寬衣解帶：使氣運行暢通。

　　子時：是陽氣發生之時，古人一日行持始於子，向東者取生氣。

　　盤坐握固：收攝精神，握固（是指拳指以兩拇指掐第三指手紋，或四指都握拇指）。

　　端身直背：使理通達氣不窒塞。唇齒相着。

　　舌抵上顎：使任督兩脈接通，重樓無浩浩而去之患，口是氣竅，口開則氣散，故塞之。

　　以返聽：是精竅耳逐，於聲精從聲耗故返聽而不聞。

　　微開其目：使不坐於黑土之下，且目是神竅，目蕩於色，神從色散。眼全開，則神露，眼全蔽，則神暗，故半垂簾，能去昏病。目光自元官返照於臍下。

調養情志，
靜氣抑躁

　　有些人說，更年期是一個「多事之秋」，因為在更年期會出現一系列的病症，而這些病症大部分是由植物神經系統功能紊亂引起的，也是由心理因素引起的。女性先要正確認識更年期，是人從成熟走向衰老的轉折時期，這也是自然規律。在這個時期身體的功能失調並非是病，而是處於轉化過程以及體內內分泌調節不平衡時期的表現。因此，在這個階段，女性一定要保持樂觀向上的心態，順利度過更年期。

更年期正在慢慢向你靠近

　　有些女性步入中年後，開始陸續出現月經不規則，午後低熱，夜間出汗，睡眠不好，並常有莫名的焦慮和自卑感，也很容易發怒。這些症狀就是更年期綜合症。

　　更年期綜合症是指女性在進入更年期後，由於卵巢功能衰退以及性激素水準明顯下降，從而導致的一系列臨床病症。包括月經紊亂、植物神經系統功能障礙（潮熱、出汗、頭痛、眩暈、手指麻木，感覺異常和失眠等），以及顯著精神症狀和情緒的變化，比如：情緒不穩定、神經質、抑鬱、激動易怒、記憶力減退、工作能力下降等。

　　上述症狀往往三三兩兩地出現，症狀嚴重程度根據自身的情況，因人而異。有的女性持續的時間較長，有的則較短。絕經綜合症通常是在45~55歲間出現。大城市的女性由於生活節奏加快，工作壓力大，部分女性甚至在40歲以後，就會出現卵巢功能衰退的徵象，因此，值得女性的重視。

重視心理變化和情緒調節

常見的心理障礙

　　女性更年期最常見的心理障礙大致有三種：

　　一是神經官能症。主要是由內分泌紊亂及植物神經功能紊亂造成的。可能有頭痛、心動過速、失眠、血壓不穩定、潮熱或畏寒、胸悶、敏感多疑、煩躁不安、容易激動等症狀。

　　二是抑鬱症狀。更年期抑鬱是一種常見病，這種病人總習慣於想不愉快的事。有人對以前某些不慎行為過分自咎自責，甚至會產生輕生的念頭。

　　三是偏執狀態。這種病人可能有幻覺、猜疑、妄想等病症。妄想的內容比較固定，與現實環境較密切，妄想對象多為週圍的人和親屬。有些女性在更年期還會產生嫉妒的心理。

更年期情緒調節

　　更年期的女性要注意從以下三個方面來調適自己的情緒，積極樂觀度過更年期。

　　善於傾訴。平時可以將自己的想法積極、真誠地與家人或朋友進行交流，千萬不可長期悶在家中。

　　學會疏解自己的情緒。在工作中或工作之餘，要學會放鬆情緒，順其自然，適度宣洩情緒。

　　善於釋懷而笑。更年期的女性情緒變化莫測，根據《內經》五行相生相剋、以情勝情的原理，「喜」可勝「悲憂」。因此，在生活中要主動要求自己微笑着面對工作，面對生活，以積極樂觀的心態去看待週圍的事物。

中醫藥調節更年期綜合症

　　現代女性除了工作之外，還得操辦家務，教育孩子，並且在各項社會活動中發揮着重要的作用。隨着年齡的增長，女性到了更年期，在體力、

精力及記憶力均不如以前，更容易產生煩躁的情緒或悶悶不樂的情志，從而導致使更年期的發病機率提高。人常説：「心病還須心藥醫」，更年期的女性要學會自己調節情緒，才能從根本上改善自卑、焦慮及容易發脾氣等情緒症狀。

　　中醫治病根據陰陽氣血及臟腑虛實的情況進行調節，從而達到陰陽平衡、氣血充盛及臟腑功能協調的正常狀態。因為更年期綜合症的發生是因為腎中精氣逐漸衰少，終至耗竭的生理變化。中醫藥治療更年期綜合症依據「辨證論治」原則，經常用補益肝腎的藥物，比如熟地黃、女貞子、墨旱蓮、白芍、當歸及香附等。

更年期調養常用中藥

中藥名	性味歸經	功效
熟地黃	味甘，微溫，歸肝、腎二經。	可以滋腎養血，補精益髓，也可用於血虛證、婦女月經不調和崩漏，屬於肝腎陰虛證者。
女貞子	味甘、苦，涼，歸肝腎二經。	具有補肝益腎及清熱明目作用，也可以用於肝腎陰虛證及陰虛內熱證。墨旱蓮和女貞子可以經常配合使用。
墨旱蓮	味甘、酸，寒，歸肝與腎經。	具有滋陰益腎及涼血止血之功。用於肝腎陰虛證，還可以用於血熱出血證。
白芍	苦、酸，微寒，歸肝、脾經。	養血斂陰、平抑肝陽及柔肝止痛。也可用於肝血虛虛證，月經不調及胎產諸證。
當歸	味甘、辛，溫，歸肝、心、脾經。	補血活血、調經止痛及潤腸通便。用於月經不調、痛經及經閉等屬於心肝血虛者。
香附	味辛、微苦、微甘，平，歸肝及三焦經。	疏肝理氣、調經止痛，用於月經不調、痛經及乳房脹痛等屬於肝鬱氣滯證者。

養血‧女人不老的秘密

編著
陶紅亮

編輯
吳語　謝妙華

封面設計
王妙玲

版面設計
萬里機構製作部

出版
萬里機構
香港鰂魚涌英皇道1065號東達中心1305室
電話：2564 7511　　傳真：2565 5539
網址：http://www.wanlibk.com

發行
香港聯合書刊物流有限公司
香港新界大埔汀麗路36號中華商務印刷大廈3字樓
電話：2150 2100　　傳真：2407 3062
電郵：info@suplogistics.com.hk

承印
中華商務彩色印刷有限公司

出版日期
二〇一五年三月第一次印刷
二〇一九年三月第四次印刷

萬里機構　　萬里 Facebook

原著《女人養血一本通》© 2014人民軍醫出版社
本書經人民軍醫出版社授權出版、發行、銷售。

本書p39圖片由123RF提供